# 800大卡斷食

5:2斷食進階版，一套能讓你快速減重，重返健康的斷食計畫

# THE FAST 800

How to combine rapid weight loss
and intermittent fasting for long-term health

U0545204

DR. MICHAEL MOSLEY

麥克·莫斯里醫師——著　侯嘉珏——譯

# 目次

# 引言

編按：本書中的食物熱量單位一律是「大卡」（kcal），簡稱「卡」。

二〇一二年，我與記者咪咪．史賓賽（Mimi Spencer）合著《奇效 5:2 輕斷食：每週五天正常飲食，兩天輕食，快速減重降體脂，抗老不失智且更快樂》一書，我們在書中闡述「間歇性斷食」的相關原則，以及這樣做的健康效益，在當時，這種飲食控制法還算是相當新潮。

雖然我們在那本書裡提到許多不同的斷食法，不過我們還是將重點放在我所謂的「5:2 輕斷食」。我建議大家，不是每天都攝取比較少的熱量（這是一般標準的飲食控制方式），而是每週抽出兩天，將熱量的攝取分別減少至大約男性六百卡和女性五百卡，然後其他五天正常飲食。這或許會比較容易。

後來，這項訊息果真受到各界的熱烈迴響。《奇效 5:2 輕斷食》立刻成了國際暢銷書，被翻譯成四十種語言，並獲得廣大民眾採納，其中不乏醫師、政治人物、各界名流與諾貝爾獎得主。美國喜劇演員暨奧斯卡金像獎主持人吉米．金莫（Jimmy Kimmel）就靠 5:2 輕斷食瘦了二十五英磅（約十一公斤），並藉著持續一週兩天減少攝取熱量，而維持不復胖。他曾在接受美國《男仕雜誌》（*Men's Journal*）訪問時表示，這種輕斷食法讓人們更珍惜食物的可貴；英國男演員班奈狄克．康柏拜區（Benedict Cumberbatch）則說，他是

「為了福爾摩斯」（for Sherlock），才採用這種輕斷食法的。

英國國民保健署（National Health Service，簡稱 NHS）原把 5:2 輕斷食描述成一種「盲從的飲食法」（fad diet），如今也在其「健康的飲食法總覽」（Top Diets Review）中表示，「每週兩天遵循某種飲食計畫會比一週七天都要遵循容易達成，所以你比較可能鍥而不捨地持續這種飲食法，成功減重。」

國民保健署更進一步說道：「每週兩天限制飲食可以減少更多體脂肪、胰島素阻抗（insulin resistance，簡稱 IR）與其他的慢性病。」[1]

## 從 5:2 輕斷食到八週血糖飲食法

我會對間歇性斷食開始感興趣，是因為我偶然在某次血液檢測中發現自己罹患了第二型糖尿病，醫師說我得吃藥控制。這對我可說是晴天霹靂，因為我那體重過重的老爸便是在五十多歲時罹患糖尿病，然後七十四歲就死於糖尿病的相關疾病，可謂相當年輕。我並不想步上他的後塵。

因此，我開始投入尋找有沒有哪種方法可以不用吃藥，就「治好」我的糖尿病，而正是在此時，我第一次聽說「規律性斷食可減重並促進整體健康」。這概念真的很吸引人，所以我說服英國廣播公司（British Broadcasting Corporation，簡稱 BBC）讓我拍攝一部有關規律性斷食的紀錄片，片名為《吃得少活得久》（*Eat, Fast and Live Longer*），由我自己來擔任那隻做實驗的白老鼠。

我測試過許多種不同形式的間歇性斷食法，最後選定了 5:2 輕斷食。透過這種方法，我成功瘦了九公斤，並且在沒有藥物輔助的狀況下，讓血糖回復到正常值。

事隔數年後，我偶然得知一項令我大為吃驚的新研究，該研究是由英國新堡大學（Newcastle University）糖尿病專家羅伊．泰勒（Roy Taylor）教授所進行的，泰勒教授告訴我，我之所以順利打敗糖尿病，主要在於我迅速、大幅地減重。他做過的許多研究顯示，人若減去超過百分之十的體重（我便是如此），肝臟、胰臟就會排出脂肪，而身體便能重拾往日的健康。

我們第一次見面時，羅伊才剛剛展開一項大型的試驗，希望證明每天八百卡的快速減重法不僅能大幅減重，也能協助多數第二型糖尿病的病患免於服藥，就讓血糖回復正常。

這真的是革命性的說法，因為大部分醫師都認為第二型糖尿病無法治癒，唯一的治療方法就是服藥。

我完全被羅伊的研究所說服，所以在他的協助下，我又出版了第二本書《八週血糖飲食法：如何快速擊敗糖尿病且不再服藥》（*The 8-Week Blood Sugar Diet: How to Beat Diabetes Fast and Stay Off Medication*，暫譯）。這本書的目標讀者是第二型糖尿病與糖尿病前期（pre-diabetes，即血糖偏高，但未達糖尿病的數值範圍）的患者，我在書中提出一個快速減重計畫，藉由將一天攝取的熱量減少至八百卡，來成功快速減重。後來，該書也成了國際暢銷書，成千上萬實行上述計畫的人，都順利在未服用任何藥物的情況之下，控制住自己的血糖值。醫護人員與糖尿病專家如今都在臨床實務上大力推薦此書，我的太太克蕾兒（Clare）身為家醫科醫師，更是善用這個方法徹底改變了她上百名病患的人生，有一名病患甚至瘦了太多，以致克蕾兒壓根兒就認不出他來！她一想到食物的力量足以改變一個人的人生就覺得充滿熱情，還為該書研發出相關的烹飪食譜。

## 所以，這回有什麼新鮮事？

呃，首先，有一項相當驚人的科學新發現。在撰寫《奇效 5:2 輕斷食》及《八週血糖飲食法》的這些年裡，我蒐集了許多關於間歇性斷食各大面向的研究與數據。

科學研究需要時間。泰勒教授二〇一四年展開的那個糖尿病大型試驗，在二〇一八年終於公布了結果，而且讓我很開心的是，結果甚至比預期的好（詳見第四章）。最近，另有兩項大型的研究顯示，即便沒有罹患糖尿病，但人在實行「每天攝取八百卡」的快速減重飲食法後，也獲得了許多好處。科學家更已展開許多新研究，探討 5:2 輕斷食能額外帶來哪些健康效益。

這也就是為何我在經過六年之後，決定全面編修前兩本書，並把最新的研究精華融合成一個簡單好執行的計畫。我把這項新計畫稱作「800 卡斷食」（Fast 800），它仍然包含了 5:2 輕斷食，但卻以更容易達成的「斷食日吃八百卡」為基礎，旨在提供大家一種簡易、有效的減重方法，讓人迎向更健康的未來。

## 800 卡斷食

你可以透過各種方式進行「800 卡斷食」。我將在本書第七章提出許多選項，讓大家可以依據個人的需求、目標與動機，量身打造出適合自己的計畫。

這些選項全都有一個共同點，那就是以「斷食日吃八百卡」為基礎，因為八百對減重來說是一個神奇的數字：它夠高，是讓人可以達成並持續的目標；卻也夠低，足以引發一系列人人嚮往的代謝變化。

在讀完本書的第一部分後，你必須先決定，自己想要多密集地實行這項計畫，也就是：一開始你打算每週有幾天只吃八百卡？以及，隨著計畫的進展，要將斷食的天數做出怎樣的調整？

只要這個計畫對你而言安全無虞（詳見第 73 頁），為了快速減重，你就應該以「每天八百卡」為目標。這是一種經證實可以持續數週、數個月的安全養身之道。如果你想要大幅減重、急著減重；罹患糖尿病前期、第二型糖尿病或脂肪肝；想要一鼓作氣地踏上減重之旅，又或者碰上了減重的撞牆期——那麼，或許你會想試試這個方法。

每天只攝取八百卡，兩週後你預計可以瘦下多達五公斤，四週後瘦下九公斤，八週後瘦下十四公斤，而且瘦下的多為脂肪。人們常把快速減重描述成「瘋狂節食」（crash dieting），但我想向大家說明如何妥善、安全地運用這種減重方法。

然而，不是每個人都能或都想長期一天只吃八百卡，因此，在快速減重幾週後，我建議大家可以考慮換成我口中的「新 5:2 輕斷食」。我最初在《奇效 5:2 輕斷食》所提出的熱量標準是每週有兩天只攝取五百至六百卡，該建議是以人體研究為基礎，但主要是基於動物研究。這種方法雖然相當有效，但有些人認為有點太過嚴苛，所以我現在建議每週選擇兩天將熱量減少成只吃八百卡就好。這樣還可以快速減重嗎？會的，尤其是你先以快速減重法開始，再進展到「新 5:2 輕斷食」。

## 低醣的地中海飲食

本書後方收錄了各式各樣讓人既飽足又美味的料理食譜，供大家在只吃八百卡的那幾天使用。這些食譜皆以低醣、高蛋白質的地中海式飲食為基礎。

我之所以如此熱中於這種飲食原則，是因為當你減重時，這將會協助你維持肌肉質量（muscle mass），並且防止代謝速率失衡；若能維持肌肉質量和代謝速率，你將會發現長期不復胖變得容易多了。而且，這種飲食原則也不要你排除原型食物，所以我相信這方法更能長久執行。

最重要的是，我希望你們儘管拿「800 卡斷食」這個計畫做各種嘗試。我們每個人對於生活的需求、要求都不同。我提出的這個方式雖是以最新的科學發展為基礎，卻也相當務實，畢竟，最終只有能讓你堅持下去、最能融入你生活中的飲食法，才是最佳的飲食法。

## 800 卡斷食的其他要素

除了打破許多人們普遍對於飲食控制與增胖的迷思，並向大家即時更新最新的研究內容，我還想向大家介紹一種相當新潮的間歇性斷食法，名為「限時進食」（Time Restricted Eating，簡稱 TRE）。

限時進食已經在網路上掀起一股熱潮，三十歲以下且重視體態的網友特別熱中。它的意思是，在每天相當短暫的「進食時間區間」（通常是八至十二小時內）吃進你需要的所有熱量，延長一般隔夜空腹（入睡、不進食）的時間，給予身體燃燒脂肪、進行基礎修復的機會。

限時進食不是要取代 5:2 輕斷食，而是輔助 5:2 輕斷食。我將在第二章深入探討限時進食。

我也將著墨於酮症（ketosis）的重要性。所謂酮症，就是迫使你的身體從原本利用醣，轉而燃燒脂肪（產生酮體）來取得燃料，這正是間歇性斷食成功的關鍵。而且，事實證明，這也意外地對身體及大腦有益。只不過必須用對方法。

## 減重不只是為了虛榮

我們有充分的理由進行間歇性斷食，減重不是唯一理由（容我在稍後詳述），只不過獲益最大的，確實可能是那些目前體重過重，尤其是「中廣」型（即內臟脂肪過多）的人。

有許多人對飲食控制抱持著懷疑的態度，覺得那不怎麼管用，況且減重不就是為了虛榮嘛？這種態度是可以理解的。

當今市面上確實有許多無效的飲食控制法，但我希望說服大家，這種方法有所不同。關於虛榮，呃，想要美化自己的外觀並沒有錯，但 800 卡斷食的真正目的是讓你變得更健康，而且即使體型沒有出現太大的變化，也能帶來重大的差異。

研究顯示，倘若你過重或肥胖，那麼，減掉百分之五的體重將會：

- 降低血壓、血脂（三酸甘油脂），進而大幅減少罹患心臟病或中風的風險。
- 降低罹癌風險。體內脂肪過高會導致身體釋出容易引發癌症的荷爾蒙與發炎物質。根據英國癌症研究基金會（Cancer UK），許多癌症——包括最常見的乳癌、腸癌兩大癌症——都與過重或肥胖有關。
- 改善睡眠。倘若你像我一樣，那麼你體重增加的時候，不只胖在肚子，連頸子也會跟著變胖。有肥胖頸子的人比較可能打鼾（這會讓你的伴侶徹夜難眠），也很有可能發展為阻塞性睡眠呼吸中止症（obstructive sleep apnea，一種導致人們在睡眠中停止呼吸的病症）。二〇一四年的一份研究顯示，減掉百分之五以上體重的人們增加了約莫二十分鐘的睡眠，睡眠品質也獲得提升。

- 降低發展成第二型糖尿病的風險。在一份大型研究中，比起並未減重的糖尿病前期（血糖偏高，但未達糖尿病的數值範圍）患者，減重百分之五以上的糖尿病前期患者在日後發展成第二型糖尿病的可能性減少了百分之五十八。
- 激發性慾。因為你會覺得自己很性感，也因為荷爾蒙的變化和流進性器官的血液增加。

## 重量級的我

我一般只會推薦自己嘗試過的事，因為這樣我才會知道自己所提出的建議到底是不是真的實用。

當我開始為撰寫這本書做研究時，我一直在想，倘若我就這麼放任自己變胖，再利用 800 卡斷食的方式來減重，那會如何？

於是，我付諸實行了。我沒瘋，但我的確開始吃起更多的吐司、麵食及甜點。起初，我變化不大。我的身體顯然對於我較輕的新體重非常滿意，並不急著讓我胖得像顆圓滾滾的氣球，但約莫一個月後，體重開始攀升。我花了將近四個月的時間增胖十四英磅（六公斤多），而且那時，血糖也幾乎回到了糖尿病的數值，血壓也攀升至警戒範圍，我睡得很差，感到提不起勁、鬱鬱寡歡。如果你想一睹我當時的模樣，請到以下網站：thefast800.com。

內人克蕾兒對我說該停了。於是我開始實行 800 卡斷食，獲得了豐碩的成果（詳見第八章）。

## 個人背景

我在倫敦完成了醫師的培訓，不過多年來我從事的是報社與電視台科學記者的工作，試圖釐清那些複雜且經常相互牴觸的保健主張到底是怎麼回事。

因此，我經常接觸來自全球各地的頂尖醫師、減重專家及膳食營養師，並曾與其中幾名科學家聯手進行論文研究，尤其是食物和保健領域的研究。

我所撰寫的一切，皆以最先進的科學為基礎，實際上，要不是有這麼多努力的科學家願意撥冗與我分享他們最新的發現結果，就不可能有這本書的誕生。而且如你所見，本書後方收錄了許多科學研究的參考文獻。你們不必研讀，但如果你想一探究竟，這些文獻都在那裡，是我所有主張的依據。

大家如果對媒體為何充斥著這麼多相互牴觸的保健主張感到困惑，那麼，我也在本書最後獨立出一個章節，探討實證醫學中的「證據等級」，並解釋何謂隨機對照研究（randomised controlled study），還有，隨機對照研究為何是比政府建議的健康管理須知、動物研究或病例對照研究（case-controlled studies）更可靠的證據。

此外，你還會發現本書充滿了許多病例研究，以及人們與我聯絡、分享的減重訣竅與進展狀況。我也發現，成立一個網友互動熱絡的網站，並透過網友之間相互支持、定期提供自己如何進行的回饋意見，幫助甚大。

我們都是社群動物，透過與他人交往、相處，才是減重並培養出較好習慣的最佳方式。有力的證據顯示，你所獲得的支持越多，你就越可能成功，因此，我們也在 thefast800.com 經營互動式的線上計畫，提供人們減重建議、食譜、餐點規畫與該追蹤的項目。加入我們一起共襄盛舉吧。

# Chapter 1

# 我們為何變胖

如果你想瘦下來，重要的是得先了解我們為何變胖，而這個問題最明顯的答案就是「吃得太多、運動不夠」，但這太過簡化了。這就像你為了加強實力、贏得比賽而請了一名網球教練，結果他說你該做的就是「多贏對手幾分」一樣。這個說法並沒有錯，只不過毫無幫助。

那麼，為何近四十年來，肥胖盛行率在全球有了爆炸性的增長呢？

有很多似乎合理的解釋，包括日漸增加的焦慮、壓力、睡眠不足與活動量減少，但我認為肥胖的前幾大成因，是我們吃了越來越多零食、以及遠遠更多的垃圾食物，像是更多的可口可樂、蛋糕和糖果，還有精緻的醣類。自一九八〇年以來，人們對這類食物的攝取量暴增了百分之二十。[2] 這類食物充滿了熱量，並且令人高度上癮。它們飽含糖分與加工脂肪，打亂了我們體內荷爾蒙的運作，尤其是胰島素。

## 醣類與胰島素

醣類——特別是垃圾食物、白飯和多數麵包中可快速消化的醣類——在腸道經過快速分解，會釋出血糖，讓人們瞬間活力充沛，並感到短暫愉悅的「食糖後興奮感」（sugar “high”）。但高血糖會損害血管和神經，對身體有害。

為了處理這種高血糖的狀況，你的胰臟會分泌名為「胰島素」的荷爾蒙。胰島素的主要任務，在於迅速讓高血糖回復到正常血糖；它透過協助那些很需要能量的細胞（像是肌肉、大腦內的細胞）接收血糖，來達成這項任務。

但如果你不斷吃零食，鮮少活動以消耗熱量，你的身體對胰島素就會越來越不敏感，於是，胰臟就得更努力地運作，以分泌越來越多的胰島素。這就像對孩子吼叫——你越是吼他們，他們就越不聽。

如今，兩件不幸的事情發生了：

1. 隨著你的身體試圖在脂肪細胞塞滿越來越多的能量，脂肪細胞會開始增大、發炎；到了某個程度，你就會超出「個人脂肪門檻」（personal fat threshold，簡稱 PFT），再也沒有可以安全儲存脂肪的空間，脂肪於是開始外流，進入體內的各個器官，例如肝臟。法國人正是以此製作「肥肝」（foie gras），他們餵食鵝群大量的玉米澱粉，以致鵝肝內迅速塞滿脂肪，成了遠近馳名的法式鵝肝醬（liver pâté）。

   這種「內臟」脂肪也會滲入你的胰臟、包圍你的心臟，遠比你臀部或大腿的脂肪危險多了；它更會導致代謝症候群，甚至進一步誘發心臟病、糖尿病與失智症。如果你想一睹內臟脂肪的模樣，請到 thefast800.com 這個網站上查看，上面有一張我減重前的內臟圖——神經脆弱者請慎入。

2. 不過，儘管你身上的脂肪過多，你卻還是**一直覺得餓**，那是因為你體內的胰島素現在濃度很高，會持續刺激身體去貯存脂肪，所以你體內的其他部分反而會缺少維持運作所需的燃料。

這就像你不斷把一筆筆鉅款存入銀行，後來卻發現想要提款難若登天。你有錢，但卻拿不到錢。高濃度的胰島素會阻止身體取得並燃燒自身的能量供給。

因此，雖然你的身體以脂肪的形式攜帶了許多能量，但肌肉、大腦卻無法輕易獲取這些能量。你的大腦無從取得能量、沒了燃料，便告訴你要多吃點，於是你照做，但因為高濃度的胰島素正在刺激體內儲存脂肪，所以你在飢餓的同時，也變得越來越胖。

換言之，如果你面臨體重問題，也許不是因為你缺乏意志力或是嘴饞貪吃，更可能是因為你就跟三分之一的美國人一樣，有胰島素阻抗的問題，因此血液中充滿過多的胰島素。

這聽起來很瘋狂嗎？我所描述的內容，都是以全球頂尖新陳代謝專家的研究成果為基礎。

知名小兒內分泌科醫師羅伯·魯斯提（Robert Lustig）治療過成千上萬名過度肥胖的孩童。魯斯提醫師在其精彩的《雜食者的詛咒》指出，了解胰島素對於了解肥胖而言相當重要。「胰島素把糖轉換成脂肪，使你的脂肪細胞生長。越多胰島素就等於越多脂肪。」

魯斯提醫師譴責，充滿糖分和精緻醣類的現代飲食是我們的胰島素濃度不斷上升的元凶，而美國哈佛醫學院小兒科醫師大衛·路德維希（David Ludwig）、美國聖地牙哥非營利研究組織營養科學計畫（Nutrition Science Initiative，簡稱 NuSI）負責人馬克・傅利曼（Mark Friedman）醫師等頂尖的肥胖專家，也都支持這項主張。

一如路德維希及傅利曼所言：「美式飲食中經過加工且與日俱增的碳水化合物導致許多人胰島素濃度升高、過度驅使脂肪細胞儲存脂肪，並且誘發促使肥胖的生理反應。高度攝取薯條、餅乾、蛋糕、無酒精飲料、含糖早餐麥片，甚至是白飯、麵包等精緻的碳水化合物，已經讓美國人口普遍變胖。」[3]

## 胰島素升高的其他有害影響

如果你有胰島素阻抗、體內被迫持續製造大量的胰島素，你不只會一直覺得餓，大量胰島素還會誘發許多其他疾病，比如說，這會提高你罹患失智症、乳癌及腸癌的風險，引發高血壓，還會增加膽固醇。胰島素升高則會造成女性長粉刺、情緒起伏、頭髮過度生長、月經週期不規律（多囊性卵巢症候群）以及不孕。

幸好，你若改變飲食並減重，胰島素的濃度就會降下來。凱西是一名患有第二型糖尿病的護士，她透過施行「八週血糖飲食法」瘦了二十公斤（該飲食法的關鍵原則已經併入我們這個「800 卡斷食」）。她不但可以不再服藥，而且在求子多年未果之後，很快就懷上了雙胞胎！

「你不但讓我擺脫食物、重新掌控自己的人生，還幫我創造了從沒想過能夠實現的奇蹟。」

## 垃圾食物的興起與增加

其實，如今我們這麼頻繁、大量地攝取精緻且含糖的碳水化合物並非偶然，而是美國發起「低脂運動」（low-fat campaign）所造成的意外結果。該運動堪稱是史上最大，可能還是最災難性的公共衛生實驗。

低脂運動始於一九五七年，也就是我出生的那年。當時，具有高度影響力的美國心臟協會（American Heart Association，簡稱AHA）決定發起一項運動，目標是讓大眾減少脂肪攝取。他們原始的目標其實不是腸胃，比較是心臟；他們深信飽和脂肪會導致心臟病，所以提倡不吃牛排、奶油和乳酪，改吃麵食、白飯、馬鈴薯和蔬菜。

至少，他們是這麼規劃的。

該運動在政府挹注數百萬美元的支持下，確實帶來了影響。接下來的幾十年，美國人對鮮乳、奶油和鮮奶油等動物性脂肪的攝取量減少了高達百分之二十[4]，但卻未以健康的蔬果來取代這些脂肪，反而吃進越來越多經食品業大力促銷、鼓吹是「低脂」或「脫脂」的加工食品。食品製造商佯裝讓食物變得「更健康」，而把產品塞滿了加工過的植物油（如人造奶油）及廉價、含糖的碳水化合物；於是，隨著人們吃進的乳脂肪（dairy fat）減少、含糖的碳水化合物增加，肥胖率也開始飆升。

到了一九八〇年代，我進入醫學院，各界皆已證實人人的確都該避開脂肪。攝取脂肪令你肥胖；攝取脂肪——特別是飽和脂肪

——鐵定會阻塞你的動脈，一如在排水管倒下油脂就會堵住那樣。

即便我很瘦，也做很多運動，我還是經由鮮乳、肉類及奶油吃進了大量的飽和脂肪。我有心臟病、中風的家族史，同時家父才剛被診斷出罹患糖尿病。顯然是時候採取行動了。

我積極地說服過胖的父親持續進行低脂飲食（但不管用），並振振有辭地對母親說教，直到她把奶油換成人造奶油。那時，早餐的蛋被換成了麥片；咖啡搭配的是少許脫脂鮮乳；優格則一向維持低脂。

所以，我變得比較健康了嗎？呃，並沒有。接下來的數十年，我胖了約莫兩英石（約十三公斤），體脂肪大幅增加至百分之二十八，膽固醇飆升，還成了第二型糖尿病的患者。

問題在於，儘管我攝取了較少的脂肪，卻反而吃進更多醣類。當時，如果我轉而吃起大量健康又富含纖維的複合碳水化合物——比如蔬菜、全穀物等——我可能就會非常健康；但我卻依照人們告訴我的，在盤子裡堆滿許多澱粉類的碳水化合物，如麵包、白飯、馬鈴薯等等。

若真要說，我當時在醫學院學到有關營養學的知識相當有限，所以並不了解這些食物對我身體所產生的影響。吃掉一顆水煮馬鈴薯將使你的血糖急速飆升，就跟你吃進一大匙的糖一樣快（我試過！）。但諷刺的是，如果和脂肪（如乳酪或奶油）一起吃，脂肪將會減緩吸收速度，血糖就會較慢達到高峰，起伏也不會那麼大。

我當時也沒意識到，碳水化合物帶來的飽足感遠遠不及脂肪或蛋白質，特別是精緻的碳水化合物。你吃一碗麥片當作早餐，結果幾個小時就餓了，於是你就會吃起零食。我在攝取高醣飲食的時候，常常感到飢餓，所以老是吃起零食，使得已經過勞的胰臟忙著釋放胰島素，導致我一如先前所說的——越變越胖。

## 為何吃零食讓我們發胖

人們過去秉持著一種古怪的想法，那就是「餐間不食」。一九七〇年代，也就是在現代肥胖危機爆發前，成人餐與餐之間平均間隔四個半小時，孩童餐間則應間隔約莫四小時。那種時代就像曾流行一時的喇叭褲，早已褪了流行，成為過去。如今餐與餐之間的間隔時間已經縮短為成人平均三個半小時、孩童三小時，而且還不包括所有的飲料與點心。

後來，人們的想法逐漸變成「少量多餐」有益健康。零食製造商極力鼓吹這種想法，甚至獲得某些營養學家的支持，教人難以置信。這論點主張人們最好少量多餐，不限種類，一天最多六餐（即早餐、午餐、晚餐，以及上午十時左右、午後及睡前的點心），因為如此一來，我們就比較不可能感到飢餓、狼吞虎嚥地吃進高脂的垃圾食物。但那只不過是理論罷了，實際上，人們卻是反其道而行。

相較於三十年前，如今我們每天不僅額外吃下約莫一百八十卡的零食，其中多為含奶含糖飲料和果昔；就連每天規律的三餐，也平均多吃了一百二十卡。換言之，我們越吃零食，整體就吃得越多。

我們從一起床乃至睡前點心，整天吃個不停。這種現象已經很普遍，所以現在我建議人們去做全然相反的事——也就是斷食，幾乎令人震驚。我會在下個章節深入探討斷食。

## 食物上癮

現代肥胖率之所以如此盛行，並不是一九七〇年代末期民眾的集體意志出了什麼毛病，而是食品製造商找出了越來越多巧妙的手法，好讓我們購買他們所生產的產品。就像菸草業，他們很清楚如何使客戶上鉤，並且緊抓不放。

垃圾食物使人成癮的方式顯然與古柯鹼有別，但這兩者之間卻有些相同的特質。一般來說，你從中獲取的愉悅感非常短暫。這是一種無法克制的強烈欲望，我們明明知道垃圾食物對自己有害，卻還是吃垃圾食物，正是因為我們無法克制。垃圾食物的供應商老愛宣稱「什麼都來一點」或「什麼都適量攝取」沒啥大不了，但若遇上砒霜，他們就不會這麼說了。

我熱愛巧克力，尤其是牛奶巧克力，而且我想吃巧克力的衝動完全與飢餓無關。有時候，逛超市時我正肚子餓，但我卻可以不為所動地走經一排排陳列顯眼的巧克力；有時候，我卻會悄然出沒在廚房附近——尤其是深夜——在櫥櫃裡尋找我認為可能被內人克蕾兒藏在某處的巧克力。

我曾在公路休息站買了巧克力之後，因為擔心自己狼吞虎嚥吃掉所以把它扔到後座，卻又為了吃它而駛進下一個休息站；我也曾把一包巧克力棒折碎扔進垃圾桶，過了幾分鐘之後，又開始在桶內翻找；最糟糕的一次是，我吃掉了六歲女兒的復活節彩蛋。

別告訴我這種行為很正常。

這類的衝動在深夜，在我疲憊並感到壓力、沮喪或無聊時，最為強烈。我曾試著戒掉牛奶巧克力，改吃黑巧克力，但那完全無法滿足我那種情緒上的需求。我對巧克力上癮，而且我懷疑自己會一直如此。

## 哪些食物最容易上癮？為什麼？

有些人宣稱糖會上癮，但你只要思索片刻，就會知道這說法不成立。我是喜歡甜食沒錯，但我可不會定期地把自己的臉給埋在糖碗裡。

我曾試圖食用一小碗糖，但我第一匙才吃到一半就開始作嘔。我可不想再體驗一次。

所以，這麼多令人上癮的食物究竟有什麼共通點呢？

二〇一五年，美國密西根大學的研究人員決定找出答案。[5]他們找來了一百二十名學生，給予三十五種不同的食物進行挑選，並要求他們填寫耶魯食物成癮量表（Yale Food Addiction Scale），也就是一份評估對一種食物有多上癮的量表，最後再將這些食物排名，從第一名排到第三十五名。

結果不出所料，第一名「最令人上癮的食物」是巧克力，接著依序是冰淇淋、薯條、披薩、餅乾、洋芋片（即炸薯片）、蛋糕、奶油爆米花和起司漢堡。

中間幾名是乳酪、培根和堅果，最後幾名則是鮭魚、糙米、小黃瓜和青花菜。

當你查看下表，讓你嚇一跳的是什麼呢？第一，高度使人成癮的食物同時也是高度加工的食物，可被人體快速吸收，幾乎立即讓大腦湧進多巴胺（dopamine，一種獎勵荷爾蒙）；此外，這類食物的廣告還打得很兇，特別是針對孩童。

但這類食物真正與眾不同的地方，在於它們混合了脂肪與醣類，而且混合的方式更與以往有別。大致來說，無論是巧克力、洋芋片、蛋糕或起司漢堡，它們都是由約略一公克的脂肪和兩公克的醣類所組成的，而這個比例，我們似乎特別難以抗拒。

**2:1 的比例**

| | | | |
|---|---|---|---|
| 牛奶巧克力（每 100 公克） | 脂肪 30 公克 | 醣類 58 公克 | 534 卡 |
| 冰淇淋（每 100 公克） | 脂肪 12 公克 | 醣類 24 公克 | 200 卡 |
| 薯條（每 100 公克） | 脂肪 15 公克 | 醣類 32 公克 | 270 卡 |
| 美式臘腸披薩（每 100 公克） | 脂肪 10 公克 | 醣類 30 公克 | 266 卡 |
| 洋芋片（每 100 公克） | 脂肪 30 公克 | 醣類 50 公克 | 536 卡 |
| 海綿蛋糕 | 脂肪 26 公克 | 醣類 52 公克 | 460 卡 |
| 奶油爆米花 | 脂肪 30 公克 | 醣類 56 公克 | 546 卡 |
| 乳酪漢堡 | 脂肪 14 公克 | 醣類 30 公克 | 303 卡 |

如你所見，這些食物的比例並不全是確切的2:1，但卻相當接近。為什麼？呃，我們認為這種比例會如此吸引人的可能原因之一，在於我們發現人類出生後吃進的第一種食物——母乳——正是這種比例。一份一百毫升的母乳約有四公克的脂肪和八公克的醣類，所以出奇地甜。

其實，乳類是極少數由大量的脂肪和醣類所混合而成的天然食物之一。肉類富含脂肪和蛋白質，但醣類含量很低；蔬菜則是富含醣類，脂肪卻不多。

無法抗拒這種殺手級組合的動物，並不單單只有人類。如果你給實驗室的大鼠大量脂肪或大量醣類，牠們只會吃足以維持穩定體重的食物量就停了；但如果你無限制地提供牠們混合豐富脂肪及醣類的食物，牠們就會狼吞虎嚥、一直吃到幾乎變成圓球。

沒錯，食品製造商就是充分了解我們的弱點，並且利用這些弱點，向我們銷售產品。清楚這點也許不會改變你對食物的強烈欲望，但至少有助於你日後了解自己為何依舊渴望吃有害的食物，又或者有助於你反擊。自從我告訴孩子們，市場上生產並銷售食品（物）及飲料的大廠都做了些什麼、好讓我們上癮，他們也就不那麼熱中於去麥當勞那類的地方了。

## 你對特定食物成癮嗎？

試試以下的小測驗，看看你對特定食物上癮的程度。「是」的答案若超過三題，你可能就麻煩大了。我會盡量不去碰冰淇淋和洋芋片，因為我知道自己只要一吃冰淇淋和洋芋片就停不下來；但在「成癮」清單中，我唯一真正有問題的食物是巧克力。

一想到巧克力，我在第一題、第二題、第三題、第四題、第七題、第九題和第十題的答案全都是「是」，共得七分。我想不到有什麼其他食物會讓我得到超過兩分。

1. 我一吃這種食物就停不下來，結果吃得比原本打算吃的還多。
2. 就算我已經不餓了，還是照吃不誤。
3. 我吃到都覺得自己病了。
4. 我發現自己有壓力時會特別想吃這種食物。
5. 家裡沒存貨的時候，我還會開車到最近的商店購買。
6. 我用這種食物讓心情變好。
7. 我會藏起這種食物，所以就連身邊的人都不清楚我究竟吃了多少。
8. 吃這種食物會引發我的焦慮感、罪惡感及自我厭惡感。
9. 即便吃這種食物已經不再讓我感到開心，我照樣吃個不停。
10. 我曾經試圖戒掉這種食物，但是功虧一簣。

加總回答「是」的數目。「是」的答案數目越多，你對醣類成癮的狀況越嚴重。

我將在第七章深入探討「進食衝動」（food craving），還有如何將你的那些進食衝動一一擊破。

## 總結

- 我們之所以吃起更多的零食和垃圾食物並非偶然：垃圾食物飽含脂肪、糖分、鹽分，這本來就是廠商設計好來讓我們產生進食衝動的。
- 攝取白麵包、白飯、麵食、垃圾食物等等大量的精緻醣類，將使胰臟不斷釋出胰島素。
- 高濃度的胰島素使我們一直感到飢餓，反而吃進更多零食。
- 你若採用我的飲食計畫，不但能夠減重，還能降低胰島素的濃度。你也不會再像以前那麼飢餓，更會在其他方面看到諸多改善。

# Chapter 2

# 間歇性斷食已經行之有年

我在本書中推薦的計畫是依據為數眾多的科學研究、數百名成功的間歇性斷食者提供的回饋，還有向許多減重專家請益後的結果。此一斷食法的初衷，在於用最容易達成的方式，達到最大的效益。然而人人有別，所以我希望大家盡量去實驗嘗試，看看哪種方法，或者哪些方法最適合你。

在開始之前，我也希望大家了解到間歇性斷食會為你帶來什麼，它不只有減重效果，還有減少發炎、降低心臟病的風險、改善內臟健康等等更多的健康效益。因此，我將在本章深入剖析各種間歇性斷食法背後的科學，同時評估其中的優劣。

## 遇見 CRONies

一如引言，間歇性斷食法現在非常流行。但二〇一二年我開始著手探究這種飲食法的時候，人們認為這種方法既怪異又危險，對它興致缺缺，人體研究少之又少，感興趣的名人也不多。實際上，多數人施行斷食——無論是間歇性斷食或其他斷食法——不是出於宗教因素、出於健美，就是本身屬於新時代運動的追隨者①，或 CRONies（Calorie Restrictors on Optimal Nutrition，攝取優質營養並限制熱量攝取的人）。

全球的 CRONies 約有十萬人，他們執行所謂的長期限制熱量

譯註①：New Ager 是指新世紀運動（New Age Movement）的追隨者，新世紀運動是興起於一九七〇和八〇年代的一種宗教與靈性運動，強調愛與光，主張透過瑜伽、冥想、占星術等傳統神秘學，達到個人的成長與療癒。

攝取，每天、永久地大幅減少攝取熱量，希望能透過這樣來延年益壽。

這聽起來一點都不有趣，其實還很類似慢性挨餓或飲食失調。但很重要的差異在於，雖然 CRONies 力行低卡飲食，但他們非常注意自己是否有吃到所有的必需維生素、礦物質和營養素。他們吃得很健康，只是吃得不多。

基本上，CRONies 多為男性，每天都以攝取約莫一千六百卡的飲食維生，約為一般人的三分之二。

我很好奇怎會有人想要這麼做，所以想方設法地透過限制熱量攝取協會（CR Society）的網站找到一名叫作戴夫的 CRONie。[6] 二十多年來力行熱量限制的戴夫住得離我很近，也在英格蘭南部，十分容易抵達；更棒的是，他再過幾週就和我同樣歲數了。

戴夫三十幾歲就開始力行低卡、限縮熱量攝取。為什麼呢？「我在求學時，並不怎麼注意自己的飲食，」他告訴我：「我什麼都吃、什麼都喝，來者不拒。但大概到了一九八八年，人們關注起心臟病，以及它可能如何讓你在四五十歲就死去，我才開始認真調整自己的飲食。」

首先他開始不吃巧克力和小麥，這讓他感覺起來舒服得多。「我一直都受偏頭痛所苦，後來卻突然不痛了，接著我讀了『低卡飲食法之父』羅伊．華福德（Roy Walford）的《呷百二飲食法：如何延年益壽》（*Beyond the 120 Year Diet: How to Double Your Vital Years*，暫譯），就決定把攝取的熱量減到剩一千六百卡。」

羅伊·華福德醫師是率先開始提倡熱量限制的人之一。身為一名研究科學家，他已經證實我們真的能夠藉著低卡飲食延長老鼠的壽命。他還參加過一場有點瘋狂、名為「生物圈二號」（Biosphere 2）的人體實驗，和一群自願者同住在美國亞利桑那州沙漠中一棟完全封閉的建築物裡。這個實驗的目標是讓人類準備好在其他行星上生活；為了做到這點，這些自願者完全與世隔絕，僅靠自己能夠種植的食物、再生水與空氣維生。

華福德說服了每位參與者在這兩年中大部分時間都以低卡飲食維生。結果不出所料，大家都瘦了很多，華福德於是對外宣告，此舉相當成功。只不過，儘管他宣稱遵循低卡的生活方式有助大家健康地活到一百二十歲，他自己後來卻在七十九歲便與世長辭了，並沒有特別長壽。不知戴夫和其他同夥的 CRONies 會不會長壽一點？

## 身體狀況比一比

為了見證低卡的生活方式是否對戴夫有益，我們同意比較彼此的生理狀況，於是去做了全身健康檢查。戴夫比我矮了一英吋（約二·五四公分），輕了三英石（約二十公斤），體脂肪僅百分之八（當時的我是百分之二十六），而且呈現出只有二十歲年輕人的血壓。他動脈中的血液清澈，聽力、平衡感、觸覺也都遠遠比我更好。

不過，揭露最多真相的時刻，發生在我們與一位頂尖整形外科醫師會面的當下。我們去拜訪他，但沒有事先說明來龍去脈，只請他猜測我倆的歲數。那名醫師準確並殘忍地對我指出「因為你有雙下巴」，所以大概是五十幾歲，還認定戴夫比我年輕二十歲，「因為他的皮膚幾乎沒有皺紋，比你的有彈性多了」。

所以，以戴夫的年紀來說，他看起來非常健康，縱使有點偏瘦，卻也似乎保有良好的體態。我們得再等個幾十年，才能知道他會不會真的比其他人更長壽。但動物研究的最新證據顯示，這些 CRONies 應該會。

## 斷食的鼠狐猴較長壽

我們從一九三〇年代就知道能夠藉由限制老鼠的飲食延長牠的壽命，但直到最近我們才能確定，和我們較為相像的動物也適用這個原則。

二〇一八年六月，科學家發表了一份真正長期研究鼠狐猴（mouse lemurs）所得出的結果。[7]雖然名稱中有個「鼠」字，但鼠狐猴與鼠類無關，牠們屬於靈長類，也就是猿猴及人類家族的一支。牠們的壽命很短（這在你研究老化的時候，還挺省事的），體內的化學物質也與人類相似。

為了實驗，美國國家老化研究所（National Institute on Aging，簡稱 NIA）的研究人員找來了一大群鼠狐猴，分成兩組，讓牠們在類似的環境下成長、以同樣的健康食物維生。唯一不同的地方在於，其中一組自成年前期，就比另一組（對照組）減少攝取百分之三十的熱量。

後來呢？隨著一年年過去，兩組的差異變得越來越明顯。攝取低卡的鼠狐猴外貌依舊年輕，毛髮平滑有光澤。牠們罹患癌症及糖尿病的比例遠比對照組要低，心智能力的測試結果也顯示牠們仍然機靈敏捷，腦部掃描更透露，比起正常飲食的鼠狐猴，低卡鼠狐猴保留了更多的白質（white matter），亦即腦部連結不同區域的神經纖維。

最令人印象深刻的是，牠們的壽命要比吃得更好的那組高出一半。這就在在顯示，限制熱量攝取真的能夠延長我們這類動物的壽命。當對照組的最後一隻動物死亡時，低卡那組還有將近三分之一還活著。

## 較能達成的斷食法

成為 CRONie 也許會延長壽命，但卻不是多數人渴望的事。我想要享受限制熱量所帶來的好處，卻不想要它所附帶的缺點，這正是我對間歇性斷食法感到如此興奮的原因。短期減少攝取熱量，或者限制攝取熱量的時間，似乎都提供了長期限制熱量所帶來的諸多好處，況且這樣還簡單、方便多了。

本章中，我將提供大家最受歡迎的三大斷食法背後的最新科學知識。這三大斷食法分別為：

- 定期性斷食（periodic fasting，每幾個月一次，連續五天減少進食）
- 5:2 輕斷食（每週有兩天限制熱量攝取）
- 限時進食（限制自己在短暫的時間區間內進食）

以上每一種間歇性斷食法都會帶來不同的健康效益，而且好處是它們並不互斥。我們就來逐一檢視吧。

## 定期性斷食

美國南加州大學長壽研究所（Longevity Institute at the University of Southern California）所長瓦爾特・隆戈（Valter Longo）教授是全球研究人類老化科學的頂尖專家之一，因此，他也是第一個我前往請益斷食究竟是什麼、如何運作，以及為何對人類健康如此重要的科學家。

瓦爾特身材頎長、保養得宜，儼然就是他自己研究的活招牌。一九六七年生於義大利的他看起來比實際上還年輕個十歲。

瓦爾特深信，我們可以利用斷食的力量延緩老化，並且預防自己罹患癌症、心臟病及糖尿病等慢性病。他致力於了解老化的機制，而且好消息是，他認為人們如今已經相當清楚老化為何發生、如何延遲；更棒的是，我們不必放棄美食佳餚，或者成為瘦骨如柴的 CRONie，就能延年益壽。所以，為何一如瓦爾特對我說過的，斷食正是你所能去做且最強而有力的事情之一呢？

### ♦ 自噬

施行斷食對身體產生的影響既多又複雜，但較顯著的好處之一，在於活化體內名為「自噬」的過程。自噬的原文 autophagy 源於希臘文「自我」（auto）」和「吃」（phagy）兩字的結合，字面上的意義即為「自食」（self-eat）。這是一種完全自然的過程，身體在這過程中會分解並吞噬死亡、壞舊或不健全的細胞。

你可以把你的身體想成一輛車。在還是新車時，它光亮、顯眼且一切正常；但隨著時間過去，車輛的零件磨損，有些部分也開始生鏽。你若堅持繼續高速行駛，那麼車子終究會壞掉、解體。

為了盡可能讓車子開得越久，你就得把它送進維修廠，這樣廠內的技工才能移除、更換磨損的零件，並為車子進行保養。你無法同時修理車子又駕車馳騁，這是顯而易見的事實。

人類也是如此。正如我們需要睡眠一樣，倘若我們打算啟動保持身體健康的修復基因，那麼就得空出時間，停止不斷進食。唯有在不攝取任何含有卡路里的飲食時，我們的體內才能展開這種修復的過程。

斷食會引發自噬，斷食越久，自噬也就越強。你一旦進食，自噬便戛然而止。

### ♦ 再生

斷食引發自噬，這就表示你的身體能夠清除垃圾與殘骸，亦即老舊的細胞。但當你開始進食的時候會怎麼樣呢？你曾做過的那些有益健康的舉動難道就都毀於一旦嗎？

二〇一四年，瓦爾特為了找出答案，和同事共同進行了一項實驗。[8]他們找來一群老鼠，一次斷食兩天，然後持續好幾個月。首先出現的變化之一，是牠們的白血球數開始減少，一如瓦爾特所言，這是一種預料之中的健康反應。「在你斷食的時候，體內的機制會試圖儲存能量，而方法之一就是回收許多不需要的免疫細胞，尤其是那些老舊或損傷的細胞。」

然而，當我們又開始餵那些斷食的老鼠吃東西，會有什麼結果？牠們的身體立即反應，製造起全新、更活躍的白血球。

「我們從沒預料到斷食的影響會這麼明顯。」瓦爾特說。

斷食似乎也藉著引發自噬，創造出新細胞成長的空間，這就像一場森林大火燒毀了老舊的灌木叢，卻也騰出了新草木生長的空間。

斷食後餵食，等於是告訴身體可以放心開始製造新細胞。所以，倘若你的免疫系統不如以往那麼強大（無論是因為年歲漸長，還是因為接受過化療之類的內科治療），那麼短期的斷食也許會有助於免疫系統再生。

## 詹妮的故事

英國記者詹妮・羅素（Jenni Russell）在讀了瓦爾特的研究後興味盎然。二十多年來，她深受嚴重的自體免疫性疾病所苦，而且那種病當時正在摧毀她的人生。

「這種病經常讓我一天睡上十二小時，」她在《泰晤士報》（*The Times*）的專欄寫道，「偶爾還會讓我一次臥床好幾個月。」[9]

她勉強靠強效又昂貴的免疫抑制藥物維持生活，但這些藥物令她恐懼，醫生甚至還警告她不服藥就會沒命。

因此，當她偶然發現到瓦爾特的研究，內容顯示短期斷食有可能重新整合先天有缺陷的免疫系統，她便決定放手一試。

「除了發脾氣和少掉一點體重，嘗試一下短期斷食並不會對我造成什麼損失，於是，我在一次驚滔駭浪的海上旅途展開了我第一次的斷食。反正我也沒胃口，再加上我除了躺在臥舖上讀書之外，什麼都不必做，所以斷食變得容易多了。」

她決定秉持著哥薩克人[②]冒險犯難的精神進行斷食，只喝茶（紅茶、綠茶或薄荷茶）和水。「我感到憤怒、飢餓、沮喪，第三天結束前就放棄了。我心想，那根本就是浪費時間。」

但她第四天一覺醒來時，卻感到比以往都還要神清氣爽。

她仍舊心存懷疑，但十分好奇，於是在幾週後又嘗試了另一次短暫的斷食。「這次，」她寫道：「我所有症狀都消失了。我真不敢相信發生了什麼事。起初，我為了確認，每隔幾週就會斷食，但三年半後，所有的症狀都不再復發，我也不再吃藥，我找回了自己的人生。」

---

譯註②：哥薩克（Cossack）一詞源自突厥語 kazak，意「勇敢、自由的人」，其主要分布在裏海、黑海北岸的德聶伯河下游，以及頓河、烏拉河一帶。

## ♦ 切換代謝的開關

我在瓦爾特的指導下，進行了一次為期四天、相當嚴酷的斷食，這次斷食成了我二〇一二年為 BBC 製作的科學節目《吃得少活得久》的一部分。除了盡情地喝水、喝紅茶以外，我決定每天讓自己來個小點心，也就是熱量二十五卡的味噌湯，於是我逐漸愛上了那種味噌湯。

瓦爾特已經預先警告過我，頭幾天可能會比較辛苦，但之後我就會開始感覺到他所謂「幸福的化學物質」（wellbeing chemicals）所帶來的效果。

我秤了體重、抽了點血，然後在一個溫暖的週一傍晚，吃下最後一頓晚餐：牛排、薯條和沙拉搭配啤酒。

斷食一開始的二十四小時，你體內會持續產生巨變。幾小時內，血糖會開始下降。倘若你一直都沒進食，身體就會轉而向肝醣（glycogen），也就是儲存在肌肉和肝臟內形式穩定的葡萄糖尋求熱量的來源。

一旦儲存的肝醣快要用完（約在最後一次進食後的十至十二小時），你的身體就會經歷重大的變化，轉換成燃脂模式，這變化被稱為「切換代謝的開關」（Flipping the metabolic switch）。有點像是一輛油電混合車在電池快要沒電時，會從使用電力轉換成使用燃油。

一旦如此，身體便會釋放出你原本所儲存的脂肪，並將其轉變成脂肪酸和名為「酮體」的物質。一如你體內大部分的部位，你的大腦將會樂於利用這些酮體作為能量的來源。你的大腦在許多方面，靠酮體運轉起來都比靠葡萄糖運轉成效更佳（詳見第 47 頁）。

倘若你從沒斷食過，那麼你在斷食的頭兩天可能會很不舒服，因為你的身體和大腦現在必須因應這狀況，順利地把利用葡萄糖轉換成利用酮體。你若不習慣（多數人都是如此），就可能感到頭痛、精疲力盡、難以成眠。

我在斷食時遇到的最大問題有點難以用言語形容；有時候，我就是覺得「不舒服」，我實在無法更精確地形容了。我不覺得頭暈，只是覺得哪裡怪怪的。

我偶爾的確會餓，但大部分的時間都出乎意料之外的快活。到了斷食第三天，令人愉悅的荷爾蒙前來拯救我了。

到了週五，也就是第四天，斷食結束。我在當天下午進行量測，發現自己瘦了三英磅（約一．三六公斤），其中多為脂肪，還很開心地發現自己血液中類胰島素生長因子 1（insulin-like growth factor 1，簡稱 IGF-1，用來評估罹癌風險）的指數幾乎減半。

## ♦ 定期性斷食與癌症

我本來就預期，自己經歷四天只吃流質的斷食後會減掉一些體重，但看到類胰島素生長因子 1 的指數在這麼短的時間內大幅下降，我感到十分意外。

但瓦爾特對此並不意外。他掌握的證據顯示，定期進行短期斷食不但能夠降低你罹患各種癌症的風險，或許還能在你必須接受癌症治療時強化化療的效果。

如何強化？正常的人體細胞有一個特色，就是當你阻絕了它們的食物供給時，它們就會進入瓦爾特所謂的「高度保護的非成長模式」（a highly protected non-growth mode）。換言之，它們會默默蟄伏，等候良機。

癌症細胞則不然。即便你正在斷食，它們仍會持續增長，不受控制，這麼一來，它們便會受到化療的攻擊與破壞。

想像一下你患有癌症、正準備接受化療。化療的原理在於殺死快速分裂的細胞，而化療之所以產生噁心、掉髮之類的副作用，是因為化療不僅會殺死癌細胞，也會殺死當時碰巧正在快速分裂的其他細胞，如毛囊或內臟黏膜的細胞。

你若能藉著斷食減緩正常細胞的增長，便有助於在癌細胞受到化療攻擊的同時，保護健康的細胞免遭破壞。但你能想像在接受化療時斷食嗎？那樣安不安全？

## 諾拉・奎恩的故事

我在幾年前結識了前法官諾拉・奎恩（Nora Quinn），一如詹妮・羅素，她決定嘗試自己從沒有做過的定期性斷食。

諾拉患有侵襲性乳癌，且已接受過好幾個化療與放療療程，為此感到身心俱疲。

她讀了瓦爾特相關的研究結果之後，便決定在下次化療的療程前後與療程期間進行為時七天的清水斷食。這困難極了，但諾拉覺得值得，因為斷食大幅減少了化療的副作用，讓她復原得更快。

最近，諾拉在進行例行的乳房攝影時發現到自己正常的那邊乳房看似有一處囊腫，可能是新生成的癌細胞，讓她嚇了一大跳。她在等候進一步檢驗的同時，進行了七天的清水斷食。「……它就這麼消失了，全都不見，而且不再出現。」

「我很高興醫師們現在都很認真地看待斷食，」她告訴我：「但醫學變化的速度太慢，實在令人挫折。」

### ♦ 仿斷食飲食法

諾拉施行定期性斷食的成果這麼好，雖然讓瓦爾特很開心，但他也明白，並沒有多少癌症患者準備好要進行清水斷食，又或者有些人並不適合清水斷食。因此，在美國國家癌症研究所（National Cancer Institute）和其他機構的贊助下，瓦爾特及其團隊發明了他所謂的「仿斷食飲食法」（Fast Mimicking Diet，簡稱 FMD）。這種方法並不是徹底的斷食，而是一個為期五天的飲食控制法，這五天每天約莫攝取八百卡，並仔細地以蔬菜、堅果與橄欖油搭配出適度且均衡的低蛋白飲食。

你若想了解更多有關仿斷食飲食法的內容，建議可參閱瓦爾特於二〇一七年出版的《長壽健康飲食法》，書中深入探討了該飲食法的優劣。你也能透過他的網站取得更多資訊：www.valterlongo.com。

最近在義大利、荷蘭、德國及美國等地的醫學中心，至少有十多項正在進行中的臨床試驗都是以仿斷食飲食法為主題。其中一項臨床試驗是找來一百三十一名乳癌患者，隨機分配其中一半進行仿斷食飲食法，好看看在與標準的治療方式相較之下，這麼做是否真能提升人們的化療反應。結果顯示仿斷食飲食法那組的患者對化療的反應較佳，證實仿斷食飲食法確實安全有效。③

## 5:2 輕斷食

如果你遇到跟詹妮．羅素一樣的問題，定期性斷食可能會是重啟你免疫系統的好法子，也或許真的有助於人們挨過化療。但我在尋找的是別的東西：一種能輕鬆減重、並且可以逆轉我的糖尿病的方法。

因此，回溯到二〇一二年，我在向許多其他科學家請益之後，想出了一種我認為安全、更可行，是我自己獨創的間歇性斷食法，我叫它「5:2 輕斷食」。我決定一週有五天都健康地吃，然後在斷食的那兩天減少食物的攝取量，大約只剩原本的百分之二十五，也就是一天大約吃進六百卡。

---

③資料出處：https://www.nature.com/articles/s41467-020-16138-3

我認為在哪幾天斷食並沒有差別，所以選了週二與週四。這主要是用刪去法決定出來的。我之所以不想在週五或週末斷食，顯然是出於社交上的考量，而在週一斷食，則會讓我覺得這週從一開始就很沒勁。我也嘗試過接連兩天斷食（週二與週三），但發現這樣做相當不方便。

我個人是在有點偶然的情況下想出了 5:2 輕斷食，所以我真的很訝異，也很高興這種方法居然受到這麼大的歡迎，而且不只對我自己，也對其他廣大的民眾帶來很明顯的效果——比如說丹妮絲。

丹妮絲現年五十一歲。幾年前，她注意到自己只是爬個樓梯就快喘不過氣來，在那個當下，她意識到自己一定得想點辦法才行。她去看了醫生，而醫師告訴她已經在罹患糖尿病的邊緣。這真的讓她非常煩惱，因為她的母親正是第二型糖尿病的患者。

「我看了你的書，於是一字不差地遵照書中的內容去執行，在最初的八週內我瘦了十六公斤，八週後又瘦了六公斤。我再也不在罹患糖尿病邊緣了，實際上，我比以往都還要健康。昨天我才去看過我的醫師，他稱讚我是個模範病人。」

她開始減重之後，也就跟著開始養成了其他健康的生活習慣。人們通常都是這樣的。你從深陷在「焦慮」與「借食消愁」的惡性循環，轉換成「你覺得舒服多了，所以你想在生活上做些改變」的良性循環。一如丹妮絲告訴過我的，「我的睡眠改善了。我感到更有活力，還開始練習正念（mindfulness），加入了健走的團體，然後健走的團體又激發了我對游泳的興趣。」

所以，是什麼讓她繼續下去？「我很清楚我已經減重成功，但我仍然必須小心翼翼，否則很有可能復胖。我先生是那種高高瘦瘦，還能吃一堆披薩的人。我很清楚自己不能。我已經接受這個事實，而且在我腦海中，我也開始相信自己能活出不同的人生，這太重要了。」

那有過很難應付的時候嗎？「不少。有天傍晚，我在屋裡四處閒晃、尋找耶誕節剩下的那盒巧克力。幸好我的家人把巧克力藏得很好，所以我最後只好放棄，轉而去閱讀……我對這件事仍記憶猶新。先生和孩子都很挺我，他們看得出斷食對我的健康與自信帶來了極大的改變。」

## ♦ 新研究

雖然有丹妮絲那樣成功的斷食者提供回饋非常好，但一個飲食控制計畫終究還是要以科學研究為基礎。那麼，科學家究竟進行過哪些研究，而那些研究又證明了什麼呢？

### 5:2 輕斷食與高血糖

澳洲桑薩姆研究中心（Sansom Institute of Health Research）的研究團隊曾經長期測試 5:2 輕斷食對高血糖的人所帶來的影響，並在二〇一八年七月發表了研究的結果。[10]

先讓你了解一下這類研究要花費多久的時間：那些澳洲人士從二〇一四年開始著手規劃這項研究，於二〇一七年年底完成，並於二〇一八年七月公布結果。

為了進行這項研究，研究人員把一百三十七名過重、肥胖並有高血糖的人隨機分成兩組，一組採行 5:2 輕斷食，另一組採行標準的減重飲食控制法，為期一年。在仔細秤重、量測尺寸後，便分別指派這兩組人各自要採用哪種飲食法，並提供範例菜單的資訊手冊，然後把他們送走，要他們開始執行。

這個研究最棒的地方，在於它並不像我們普遍進行飲食研究那樣，提供這些自願者特別的食物、替代餐點或大量的專業支援。在這個研究中，自願者只會獲得飲食建議，以及，在頭幾個月會和訓練合格的營養師定期碰面。

這麼做的重點在於嘗試去複製真實世界的狀況，而不是做只有在大量昂貴且專業的協助下才能辦到的事。

所以後來如何了呢？研究一開始的頭三個月，兩組真的都很嚴格遵循自己的飲食法，5:2 輕斷食的組別中繼續保持的佔了百分之九十七，標準飲食控制法的組別中則佔了百分之九十。

到了年底，約有三分之一的自願者停止執行自己被分配到的飲食法，因為已經達到目標或厭倦了飲食控制；其中，採用標準飲食控制法的中輟率高於採用 5:2 輕斷食的中輟率。實際上，執行 5:2 輕斷食的自願者還發現到，倘若他們真的基於某種原因而暫時中斷 5:2 輕斷食，之後很輕易就能接續執行，但採用標準飲食控制法的人則傾向永遠放棄。

那麼體重減少的狀況呢？被分配到 5:2 輕斷食的人平均瘦了七．一公斤，比分配到標準減重飲食控制法的人多瘦了二．一公斤，而且不復胖。他們減去了較多的脂肪，血糖值也明顯改善許多。

有些人甚至表現得更亮眼。5:2 輕斷食組別中的前百分之二十平均成功瘦了十二．五公斤，比標準飲食控制組的前百分之二十多瘦了四公斤，而且不復胖。

研究人員因此結論道，只要在妥善的督導下，5:2 輕斷食既安全又有效，甚至對第二型糖尿病的患者也一樣。

### 5:2 輕斷食與乳癌

英國曼徹斯特大學蜜雪兒．哈維（Michelle Harvie）醫師和湯尼．豪威（Tony Howell）教授曾共同針對一百一十五名中年婦女進行了一項研究，想了解限制熱量攝取兩天會帶來何種影響，並於二〇一三年，也就是《奇效 5:2 輕斷食》出版不久後公布了研究結果。[11]

當時，他們把婦女們分成三組，要求第一組遵循地中海飲食，熱量控制在一千五百卡；第二組（他們稱之為「兩日節食者」）每週有五天進行地中海飲食，但其餘兩天只攝取六百五十卡且低醣版本的地中海飲食；第三組則是每週有兩天必須避開醣類，除此之外，對熱量攝取沒有其他限制。

三個月後，「兩日節食者」平均瘦了六公斤，幾乎是每日節食者的兩倍，還減去了較多的腹部脂肪。不像一般節食者，「兩日節食者」在胰島素阻抗獲得了顯著的改善，而且那些恪守「兩日節食」三個月以上的人更平均瘦了六公斤，有些甚至瘦了超過十四公斤。因此，對於任何想要嘗試 5:2 輕斷食的人來說，這又是一項大為振奮人心的研究。

在另一項更新的研究中，哈維醫師要求二十三名過重、未停經且為乳癌高危險群的婦女在單一月經週期之內，每週減少攝取熱量兩天。除了標準的檢測，她們還同意進行乳房切片。[12]

結果，在一個月的週期過後，這些婦女不但平均瘦了三公斤，其中多為體脂肪，大部分的婦女還在乳癌相關的基因活動中呈現出重大的變化。

### 5:2 輕斷食如何影響大腦的首次人體試驗

我這麼熱中於推廣間歇性斷食的另一個原因，就在於這種斷食法對預防失智症的潛在影響。失智症是目前英國人的主要死因之一，全球有超過五千萬人罹患失智症，到了二〇五〇年，失智症的人數預計會是目前的三倍。

我們亟需嶄新的方法來對抗失智症，因為你一旦出現失智症狀，便無法停止病情惡化，相當悲慘。縱使這方面的研究已然耗費數十億之多，但藥物的療效依舊非常有限。

美國國家老化研究所的腦神經科學教授馬克．邁特森（Mark Mattson）就是投入了這個領域。他花了數十年研究間歇性斷食對大腦產生的影響，並且證明這麼做能夠如何協助對抗記憶喪失、失智症與帕金森氏症之類的疾病。

馬克以往進行過不少動物研究，試圖了解間歇性斷食究竟為何對大腦的健康如此有益。幾年前，我看過他用「會罹患阿茲海默症的特別育種老鼠」所進行的實驗。這些老鼠一般大約在十二個月大，也就是等同人類中年時，就會得到阿茲海默症；而他以間歇性斷食法餵食的老鼠，則是等到健康邁入老年之後，才逐漸罹患阿茲海默症。

待老鼠死去後，他檢視了牠們的腦部，發現那些以間歇性斷食法餵食的老鼠具有較新生成的腦細胞，尤其是海馬迴，這部位對於學習和記憶至關重大。

為何如此？馬克的團隊最近才證實酮體在這過程中扮演的重要角色。如我先前所言，當你「切換代謝的開關」，肝臟會產生酮體，而你的身體為了獲得燃料，會從燃燒糖轉而燃燒脂肪。別管某些「保健專家」怎麼說，你的大腦就是會順利地靠酮體運轉。實際上，大腦在很多方面似乎都偏好以酮體作為燃料的來源。

一如古希臘人在兩千多年前所發現到的，讓人斷食且進入酮症狀態是一種治療及預防癲癇的有效方法，而且在一九三〇年代形成的低醣生酮飲食，最早就是用來治療兒童癲癇的，至今也是。

所以，酮體對大腦為何如此有益？馬克告訴我：「因為酮體會直接影響神經細胞，刺激產生名為 BDNF 的蛋白質。」

BDNF，全名 Brain Derived Neurotrophic Factor，即腦源性神經滋養因子，是一種會反過來刺激生成新的腦細胞以及腦細胞新連結的蛋白質。BDNF 也是一種天然的鎮靜劑，這或許就能解釋為何這麼多人覺得遵循 5:2 輕斷食出乎意料地容易。

馬克的動物實驗顯示，間歇性斷食能提升記憶力並減緩失智症，這的確十分有趣，但對我而言，真正令人振奮的消息，則是他即將完成首次見證 5:2 輕斷食能否保護並增進人類大腦功能的人體試驗。

為了這項研究，他招募了四十人（介於五十五歲到七十歲），且這些人全都患有胰島素阻抗，這增加了他們罹患失智症與其他記憶問題上的風險。之後，研究人員隨機把自願者分配到 5:2 輕斷食組和對照組，並提供對照組一些如何「健康生活」的諮詢。

研究一開始，這些自願者接受了完整的檢測，包括測量體重、胰島素阻抗值及血酮值。他們還做了林林總總的認知測試（以評估記憶力，還有他們思考有多敏銳），並接受大腦斷層掃描與腰椎穿刺（這種醫療程序會用細針刺入脊髓，來測量阿茲海默症的生物標記）。

自願者每兩週就要回診所重做測試，直到為期十二週的實驗結束。

後來呢？

因為寫這本書時研究尚未完成，所以，很可惜，我無以奉告。當我向馬克探詢，他所能透露的也只有「實驗期間的數據很振奮人心」。他預計在不久的將來公布研究結果。你若訂閱 thefast800.com 的網路電子報，我將會讓你知道進展如何。

同時，你若正考慮利用間歇性斷食來延遲失智症發作，馬可說，你應該越快開始越好。

「那些會演變成失智症的身體變化很早就發生了，而且極有可能是在你開始面臨學習障礙與記憶問題的幾十年前。這也就是為何早點展開飲食養生法如此重要，無論是在年輕或中年時開始都好，因為這樣你才能減緩腦部形成這些具破壞性的過程，活到九十歲都還擁有能完美運作的大腦。」

一如馬可所言，我們承受了許多來自外部、不想讓我們改變的壓力。「當人們開始不吃飯，食品業就無法獲利，」他告訴我：「製藥業也是。我們的艱鉅工作就是傳達相關的科學知識，這樣人們才會了解到自己能做什麼，然後採取行動。」

我和馬克一樣，深信我們的大腦會因一次次短期的斷食而獲益，這同時也是至今我仍身體力行的原因。但我也深信，間歇性斷食會對我們的健康帶來其他顯著的效益，包括對心臟的影響，因此，接下來我們將要轉而探討這個部分。

## 5:2 輕斷食與心臟

「保有一顆永不僵硬的心。」④英國作家查爾斯·狄更斯（Charles Dickens）如是說。即便這句話所傳達的並不是醫學上的概念，但這項建議確實很棒。心臟病是英國人的第二大死因，僅次於失智症。即使你在心臟病發作後倖存，它仍會在你身上留下重大的後遺症。

雖然全世界皆以心（臟）作為愛的象徵，但它其實不過是一個超棒的幫浦罷了。心臟比拳頭略小，把五公升的血液送入我們全身上下長達九萬六千五百公里的血管內，每分鐘七十次，一天下來總

---

譯註④：Have a heart that never hardens，實指擁有一份永不澆熄的熱情。

計十萬次。假如你身體保持健康，那麼心臟就會持續這麼做，在你有生之年達到約三十億次。

問題在於，我們當中有不少人的心臟老得比原本還快，而這可能正是為何心臟常是人體機器當中第一個嚴重出錯的部位。你若想知道自己的心臟實際上有多「老」，可以前往英國國民保健署的網站填寫問卷（www.nhs.uk/conditions/nhs-health-check/check-your-heart-age-tool）。

你要如何才能讓心臟保持年輕呢？藉著攝取地中海飲食（詳見第四章）、活絡筋骨（詳見第五章）並減少心理壓力（詳見第六章），你就能讓心臟年輕個好幾歲，降低自己罹患心臟病或中風的風險。

持續 5:2 輕斷食也會協助你減重、降低血糖濃度，進而促進心臟的健康。在最近的一項研究中，研究人員找來了二十七名過重的男女，隨機要他們施行 5:2 輕斷食，或是標準的飲食控制，並要求他們減重百分之五。[13] 那些被分配到 5:2 輕斷食的人成功在五十九天內就達到目標，反觀那些被分配到標準飲食控制組的，則是花了七十三天才達到目標。

5:2 輕斷食組的血壓下降得比較多（標準飲食控制組只下降了百分之三，他們下降了百分之九），研究人員同時發現，當他們給予這些人油膩的餐點，5:2 輕斷食組清除血脂的速度明顯快得多。所以，關於 5:2 輕斷食，這又是另一項十分振奮人心的結果。

你將會在第 114 頁讀到，我建議你在展開 800 卡斷食前，先完成一些檢查，如量測血壓、血糖，以得知你的心臟健不健康，然後答案若是「不太健康」，就會讓你有更強烈的動機去執行並嚴格遵守這種飲食法。在你罹患心臟病之前就身體力行，遠比你毫無作為、冀望自己不會患病要好得多。

## 限時進食

最後一種我想要告訴各位的間歇性斷食法，稱為限時進食。這種方法最近變得大受歡迎，尤其在千禧世代、健美人士與政商名流之間最為流行。澳洲知名男星休傑・克曼（Hugh Jackman）表示，他是透過 16:8 這種限時進食方法，才練就了電影《金鋼狼》中的一身好體格。我去剪髮時，一向很喜歡和髮型設計師聊天，然後我得知他們最近似乎都在執行限時進食。

限時進食法的規則十分簡單：你盡量在短暫的時間區間內攝取大部分的熱量（例如十二小時內，這又被稱為 12:12 限時進食）。一旦你決定了進食的時間區間（也許是早上九點至晚上九點），就不會在這段時間以外攝取任何含有熱量的飲食。

要開始做限時進食很簡單，你只要「晚點吃早餐、早點吃晚餐」就可以展開 12:12 限時進食，這樣一來，你就能將一般隔夜空腹的時間（也就是你入睡、不進食的時間）延長幾個小時。你一旦習慣了 12:12，就能進展到 14:10，甚至是像休傑克曼的 16:8（在八小時的時間區間內，如正午十二點至晚上八點之間吃進所有的熱量，然後斷食十六小時）。

## ♦ 限時進食的原理是什麼？

「限時進食」並不是全新的概念；早在兩千五百多年前，佛陀就告訴信徒們，他們若能練習過午不食，一路禁食到隔天清早，那麼神智就會更加清醒，同時也會備感幸福。但加州聖地牙哥索爾克生物研究所（Salk Institute）的教授暨醫師薩欽．潘達（Satchin Panda）才是真正以科學的角度研究限時進食的人。該研究所更是全球生物醫學及生命科學最頂尖的研究中心之一。

二〇一二年，我為了撰寫《奇效 5:2 輕斷食》而開始研究間歇性斷食時，偶然發現了薩欽．潘達的研究成果。我在網路上四處蒐集資料的過程中，找到了他和同事剛剛發表的研究，名為「不限制卡路里的限時餵食，會防止餵以高脂飲食的老鼠罹患代謝疾病」（Time-restricted feeding without reducing caloric intake prevents metabolic diseases in mice fed a high-fat diet，暫譯），令我大為驚艷。[14]

為了這項研究，他們找來兩組基因完全相同的老鼠，並餵以高脂、高糖的飲食。所有老鼠的餵食量完全相同，唯一不同的地方在於，其中一組的老鼠能在想吃的時候就吃，另一組的老鼠則得在八小時的時間區間內進食，代表牠們被迫一天斷食十六小時。

一百天後，這兩組出現了一些顯著的差異。隨時都能吃進甜膩膩、油滋滋大餐的老鼠果然大幅增胖，內臟脂肪尤其增厚許多，因而形成了高血糖及高膽固醇，並且已經出現肝臟受損的跡象。

令人訝異的是，除了八小時的進食時間區間有所不同，另一組基因完全相同、吃進同樣食物的老鼠卻沒有受到這些變化的侵害。

牠們增加的體重遠遠較少，肝臟受損的程度也輕微得多。

## ♦ 限時進食法的人體試驗

在讀過潘達醫師的研究後，我急著了解限時進食法對人類是否也一樣管用，所以，當我在二〇一七年受邀參加一個限時進食的隨機人體試驗時，覺得喜出望外。這是最早幾個關於限時進食的人體試驗之一，由英國薩里大學（University of Surrey）的喬納森・強斯頓（Jonathan Johnston）醫師所設計並執行的。[15]

為了這項研究，他招募了十六名健康的自願者；在量測完他們的體脂肪、血糖、血脂（三酸甘油脂）及膽固醇後，將他們隨機分成兩組：藍組或紅組。

他要求藍組（即對照組）照平常那樣生活，紅組也是繼續正常的飲食，但是延後九十分鐘吃早餐、提前九十分鐘吃晚餐，代表紅組每天多出了三小時不進食（斷食）。這項實驗持續了十週，而且人人都寫下飲食及睡眠日誌，以確保自己攝取的份量和平常沒有差別。

到了第十週的尾聲，我們聚集了所有的自願者，然後再檢測一次。延後吃早餐且提早吃晚餐的那組減少了較多的體脂肪，平均約有一・六公斤。他們的血糖及膽固醇也明顯比對照組下降許多。兩組的差異雖然不大，但卻非常重要，而且大部分的自願者都說，他們覺得執行起來相當容易。

在另一項小型研究中，潘達醫師則是與美國芝加哥大學的克利絲塔・瓦拉蒂（Krista Varady）醫師合作，招募了二十三名肥胖的男女，並要求他們只能在早上十點至下午六點之間進食。在這幾小時內，他們能夠盡情地吃喝，但其他時間就只能喝開水、紅茶、黑咖啡或無糖汽水。[16]

接下來的十二週，這些實驗對象（大多）都遵守上述的飲食方式，並且平均減下兩公斤的脂肪。同樣的，這些人的體重並沒有大幅下滑，但胰島素阻抗卻大為降低；他們也回報自己睡得更好、睡前較沒飢餓感，並且感到更有活力。

我嘗試過限時進食，真心認為這值得一試，而且我認為在限制自己一天只攝取八百卡的時候特別有效，而這也就是為何我會把限時進食納入 800 卡斷食的一部分。

### ♦ 最佳的斷食時間區間

針對動物所做的研究顯示，斷食十六小時以上無疑效益最大，但對許多人而言，這樣或許很不切實際。所以一開始，你最好至少能先斷食多久呢？

潘達醫師說道：「你的身體多半會在你吃完最後一餐的六至八小時後開始燃燒脂肪，並且燃燒的速度會在整整十二小時之後急速飆升，也就是說，斷食十二小時以上很可能格外有益。一旦你減去了想要減的重量，就能重新回到十一小時或十二小時的斷食時間區間，並且維持體重。」

他並不建議你直接跳到 16:8 的限時進食（斷食十六小時、進食八小時），而是要循序漸進。一開始，先試著在十二小時內進食，幾週後減至十小時，之後若還覺得游刃有餘，再減至八小時。這和運動有點類似。假如你在沒受過一丁點兒訓練的情況下就要嘗試跑起馬拉松，這可不是個好點子。

### ♦ 你在何時斷食／進食有關係嗎？

雖然很多人都喜歡在晚上飽餐一頓放鬆自己，但如果可以，還是越早吃完大部分的熱量越好。因為比起晚上，你的身體在早上或下午處理糖分及脂肪的能力都比較好；到了晚上，你的身體已經準備打烊，不會樂於被迫重啟複雜的消化過程。

為了測試這個主張，我決定拿自己做些實驗。在隔夜空腹（十二小時不吃不喝）後，我拜託一位醫師朋友替我抽血；然後，我在早上十點整吃了一頓滿滿都是蛋、培根與香腸的傳統英式早餐。

用餐後，我馬上又抽血，接下來的幾個小時，則是每半小時抽一次血，然後除了喝水以外，啥都不吃，直到晚上十點左右。

到了晚上十點，也就是吃完早餐的十二小時後，我吃起當天的第二餐，而且餐點就跟早餐一模一樣：蛋、培根與香腸。我一樣在接下來的幾小時內定時抽血，一直進行到我覺得夠了，這才上床就寢。

後來，抽血的結果令人非常震驚。結果顯示，我在早上吃完一整份的英式早餐後，血糖快速上升，但在幾小時內就恢復正常；血脂雖然也迅速升高，但約三小時後就開始下降。

然而，晚上的狀況卻截然不同。即便我吃的是一模一樣的餐點，但我上升的血糖好幾個小時都居高不下；血脂甚至更糟，到了凌晨兩點，距離我用完餐都已經過了四個小時，卻還在升高。我並不清楚這些狀況是在何時停止的，因為之後我就上床睡覺了。

有不少研究明確顯示，我們的身體並不喜歡到了深夜還得處理一堆食物。比起在同一天裡早點吃零食，半夜吃零食所帶給你的影響遠遠更糟。

### ♦ 限時進食與胃食道逆流

你若深受胃食道逆流（胃灼熱）所苦，我會強烈建議你就寢前別再進食。你若在睡前三小時內進食，就會面臨浸過胃酸、半消化的食物開始湧回食道的風險。有不少人會在睡前喝杯牛奶或吃碗麥片，試圖舒緩胃灼熱，但這麼做只會更糟。

### ♦ 限時進食與癌症

如前所述，實行 5:2 輕斷食會降低胰島素的濃度，而胰島素的濃度正是誘發癌症的重要因子。所以，限時進食也能有助於降低罹癌風險嗎？

迄今尚未有人進行這類的試驗，但研究人員的確利用過一項大型研究來找出答案，只不過那項研究原先的目的並不在此。

婦女健康飲食及生活試驗（Women's Healthy Eating and Living，簡稱 WHEL）所費不貲。研究人員隨機分配約莫兩千四百名罹患乳癌的美國婦女，一組人進行低脂飲食，另一組人發給她們宣傳「每天五蔬果」（5 a day）的小冊子。之後再追蹤她們七年多，看看施行低脂飲食會不會有所不同。[17]

結果，答案是顯而易見的「不會」。即便減少攝取百分之十九的脂肪，低脂飲食者的表現並沒比對照組更亮眼。

但從深入研究限時進食的研究人員的角度來看，這項研究最偉大的地方，在於這些婦女都被要求詳細記載自己吃了什麼，還有吃的時間。

那些在飲食日誌上寫下自己每晚斷食超過十三小時的婦女，她們的乳癌復發率要比斷食少於十三小時的婦女減少百分之三十六。研究人員還發現，一般在晚上八點後才進食的婦女，要比其他婦女肥胖許多——又是另一個你應該略過消夜的好理由。

### ♦ 限時進食作為 800 卡斷食的一部分

限時進食搭配其他飲食控制法一起施行的成效相當顯著，因此，我建議將它納入 800 卡斷食計畫的一部分進行。限時進食在許多方面都讓間歇性斷食變得更加容易（在一段相當短暫的調適期後，你不會再因為感到飢餓而容易在晚上作弊偷吃），而且還是一種維持不復胖的有效工具。

澳洲知名廣播員梅莉．菲廷（Meri Fatin）現年四十六歲，她年輕、苗條，育有五子。但就在好幾年前，她可是重達一百多公斤呢。自從第一個孩子出生之後，她就開始面臨體重的問題。

「我懷第一胎時就胖了快三十公斤，」她告訴我：「然後我了解到，我完全不知道該如何減重。從『體重看守者飲食法』⑤到珍妮佛．寇恩⑥健身法，我嘗試過各式各樣的方法，但就是不斷復胖，體重上上下下，持續了二十二年。」

最後，梅莉決定她真的得要做些什麼、付諸行動，於是採取了快速減重飲食控制法。

「我很清楚，我若能快速看到成效，就會堅持下去，況且這種方法已經獲得了許多文獻的佐證。幫家人準備食物自己卻不吃，有時蠻難熬的，但我不會真的被食物吸引走。實際上，我看到自己越成功，也就越積極，事情也就變得越容易了。我出乎意料地變得相當亢奮。」

她在四個月內瘦了三十公斤。「我真的沒有什麼特定目標，純粹就是體重持續下降，我就繼續進行。我覺得你得先把自己好好看個清楚——你變得苗條多了，遠遠超乎預期。如今我的體態就跟二十歲的時候一模一樣。」

她在減重兩年之後，依舊苗條、健康。我問起她是怎麼辦到的。「我主要都吃蔬菜，但沒有那麼嚴格。我吃奶蛋素，偶爾也吃肉；我禁酒，也會小酌。但我的確試著少碰糖，因為我對糖上癮，這方面無可救藥。」

---

譯註⑤：Weight Watchers，簡稱 WW，這套飲食法係由美國一名減重成功的家庭主婦琴．尼德契（Jean Nidetch）於一九六三年所發明，其中採用了 Points Plus 點數計畫，優點在於鼓勵多吃蔬果、不特別限制飲食，並且提供線上諮詢及減重夥伴的相互支持。

譯註⑥：Jenni Cohen，澳洲運動專業訓練師，標榜透過運動和強化肌力形塑體態。

她堅守一項原則。「我每天都盡量在八小時內進食完畢，所以下午四點以後就禁食。我家裡的每個人現在都很習慣了。我還是會坐著陪他們晚餐，但我就是不吃。家裡都很了解我為健康的付出，所以，對他們來說，這比打破規則重要多了。」

## 總結

- 進行間歇性斷食的方法有很多種。
- 斷食五天能幫助你重啟免疫系統，或許也會加強化療的療效。
- 間歇性斷食會引發「自噬」的過程，顧名思義就是「自食」，並讓身體進入修復模式。
- 研究顯示，5:2輕斷食不但有益減重、提升胰島素的敏感度，也能協助強化腦力、減少罹患心臟病的風險並且降低血糖。
- 限時進食與間歇性斷食相輔相成，還會是一項助你減重、不復胖的有效工具。

# Chapter 3

# 快速減重的真相

除了間歇性斷食，減重世界中其他重大的革命之一，就是急速減重飲食法（very rapid weight loss diet）的重磅回歸。這類飲食控制方法要你將熱量的攝取減少到一天只剩八百卡，最長持續二十週。採用這種飲食控制法，你預計能在三個月內瘦下約莫十四公斤的體重。

外界老是不斷地灌輸我們「快速減重既無效又沒用」：就算你快速地減重成功，將來你復胖的速度甚至會比減重的速度更快。但這卻不是最新研究告訴我們的事。以下是我蒐集資料撰寫本書的過程中，向減重專家請益後得出的要點：

1. 比起緩慢、穩定的節食，快速減重較不可能導致快速復胖。
2. 比起慢慢減重的人，快速減重的人比較可能達成目標。
3. 你在實行某種飲食控制法的頭幾週瘦下多少公斤，就預告了你長期會瘦下多少公斤不復胖。

我將會告訴大家如何安全、有效地把急速減重法併入 800 卡斷食的計畫。但首先，我們先來看看以下三個最新研究，它們證實了快速減重飲食法是多麼成功且有效。

## DIRECT研究

一如引言，我在二〇一四年初偶然發現了一項看似瘋狂的主張：奉行快速減重飲食法的人不僅會迅速、大幅減重，還會藉此清除脂肪肝並逆轉第二型糖尿病病情。

大膽提出這項主張的，正是英國新堡大學醫學暨新陳代謝系的羅伊．泰勒教授，他同時也是歐洲頂尖的糖尿病專家之一。我們初次見面時，他向我展示了一些他曾做過的研究，顯示快速減重飲食法能夠緩解，甚至可能「治癒」第二型糖尿病（那種隨著年紀增長就會患上的糖尿病）。

他解釋道，多數人之所以罹患第二型糖尿病，就是因為他們的腹部脂肪過多。有別於臀部脂肪或大腿脂肪，你的腹部脂肪，亦即內臟脂肪，會滲入肝臟、胰臟，並阻止它們「對話」，久而久之，就可能導致第二型糖尿病。

然而，你的胰臟默不作聲，並不代表它不會甦醒。但什麼才是讓胰臟甦醒的最佳方式呢？那就是迅速、大幅減重。

羅伊告訴我，我能成功藉著 5:2 輕斷食讓血糖回復正常，是因為我減去了超過百分之十的體重，把肝臟、胰臟的脂肪排出。

羅伊這番話能帶來巨大的影響。第二型糖尿病是全球成長最快的慢性病，患者高達四億多人。雖然投藥有助於控制病情，但對於糖尿病最根本的成因，藥物的影響卻是相當有限。

倘若羅伊說得沒錯，第二型糖尿病的患者真的可以不必服藥，就讓血糖回復正常，那麼這可是一項重大突破。然而，雖然羅伊已經完成了人體試驗，證實人們可以經由飲食安全地讓血糖回復正常，大部分的醫師對此卻依舊存疑。

「他們不相信病人辦得到，」他告訴我：「也不相信這樣行得通。」

羅伊很清楚自己得要進行一項真正的大型試驗，才能說服那些心存疑慮的人。於是，他找來同袍暨友人，也就是英國格拉斯哥大學（Glasgow University）的麥可・林恩（Mike Lean）教授，並且說服英國糖尿病慈善機構（Diabetes UK）捐贈一百六十萬英鎊（折合新台幣約六千萬元），進行一項名為 DIRECT（DIabetes REmission Clinical Trial，糖尿病緩解臨床試驗）的研究。[18]

一開始，羅伊與麥可先從蘇格蘭及英格蘭東北部的家醫科診所招募到兩百九十八名患者，然後隨機分成兩組，一組是奉行每天八百卡的飲食控制法，飲食內容以代餐奶昔（meal replacement shakes）為主，並提供行為支持；另一組則是遵從慣行的最佳建議與支持。之後，他們再追蹤這些患者至少一年，而整項研究的執行期程則超過四年。

二〇一八年二月，他們在國際知名醫學期刊《刺胳針》（*Lancet*）公布了令人震驚的研究結果：

- 奉行八百卡飲食控制法的人平均瘦了十公斤，相較之下，對照組的人只瘦了一公斤。
- 奉行八百卡飲食控制法的人當中，有四分之一瘦了十五公斤以上。對照組則沒人達到這個數字。
- 八百卡飲食控制法的那組即使全面停用糖尿病的藥物，仍有將近一半的人成功讓血糖回復正常。他們瘦得越多，就越有機會讓自己的胰臟再度復甦：在減重十五公斤以上的人當中，有百分之八十六邁入了糖尿病的緩解期（也就是說，他們即使全面停藥，血糖也會回復正常）。

麥可對於這些發現非常滿意。他告訴我：「有這樣的結果，我們要是不讓那些第二型糖尿病患者在緩解期間取得必要的支持、至少試它一試，那就太不道德了。大多數的病人都想嘗試，況且這麼做還會幫英國國民保健署省下一大筆錢。」

羅伊也相當震驚他們的研究發現居然如此明確。他認為，這項研究將會真正改變糖尿病的治療方式，但他也承認，需要回答的重要問題還有很多。科學家將會持續追蹤患者，以了解有多少人不僅沒復胖，還有效地抑制了糖尿病。

## 邁克的故事

如我所言，我在遇見羅伊後不久，就在他的支持下著手撰寫《八週血糖飲食法》，勾勒出一種快速減重、每天八百卡的類似飲食方案。自那時起，我就聽聞成千上萬的人已經開始實施這種飲食法並且扭轉糖尿病。

像是邁克．康寧漢，他是罹患第二型糖尿病多年的患者，讀了我的書之後，決定試試看八百卡飲食法。他妹妹安琪拉的遭遇激勵了他要有所改變。

「我漂亮的妹妹安琪拉在懷孕時第一次罹患糖尿病。」他寫道。

有將近十分之一的女性會在懷孕時罹患妊娠糖尿病，而多數人生產過後血糖就會回復正常，但安琪拉沒有。雖然她有吃藥控制，後來還是遇到糖尿病最常見的併發症之一，也就是腿部感染。

感染惡化成了敗血症。雖然醫生投以抗生素治療，感染的狀況急轉直下，以致她必須部分截肢。由於醫生非常努力想要搶救她的性命，所以她又在加護病房待了十六週，但最後依舊回天乏術、撒手人寰。當時，她才四十五歲。

「想到小安，還有我們關掉她生命維持器的事，幫助了我展開這項飲食法，並且持之以恆，」邁克寫道：「我下定決心不向糖尿病屈服，或者不僅靠吃藥治療。」

他一開始重達九十七公斤，幾個月內減到了六十九公斤。隨著脂肪逐漸消失，他的腰圍也從不健康的九十五公分瘦到了非常健康的八十三公分。

他的血糖濃度大幅下降，膽固醇也是。他還可以全面停用胰島素、降糖敏（metformin）、舒醣錠（gliclazide）等藥物。

「也是會遇到阻礙，」他說道：「像是家族的慶祝活動，還有，我的工作地點離家很遠，附近很難找到提供健康飲食的餐廳或飯店。」

不過，隨著時間過去，這變得越來越容易，因為他和他的伴侶都發覺到吃下真正食物的樂趣。

「我想要衷心感謝投入這項工作的每一個人。我開始明白什麼才是健康的食物，也更清楚哪些食物才對我有益。如今，我完全不碰加工食品。我的人生已經徹底轉型。」

## PREVIEW研究

八百卡快速減重飲食法很有挑戰性，但第二型糖尿病的患者擁有很充分的動機這麼做。只不過，非第二型糖尿病的患者也適用這種快速減重法嗎？他們會不會持之以恆呢？

有另外兩項在二〇一八年公布研究結果的大型研究顯示，答案是肯定的。

PREVIEW（Prevention of Diabetes through Lifestyle Intervention and Population Studies in Europe and around the World，透過干預生活方式預防糖尿病與歐洲暨全球人口研究）研究的目的是，預防糖尿病前期的患者發展成糖尿病。[19] 糖尿病前期就是你有高血糖，但尚未達到糖尿病的數值範圍。這種人非常普遍。約有三分之一的成年人口都是糖尿病前期，但除非你接受檢測，否則你不會知道，因為它通常沒有任何症狀。

研究一開始，所有的自願者，亦即兩千三百二十六名來自英國、丹麥、芬蘭、荷蘭、保加利亞、西班牙、紐西蘭和澳洲共八國的中年男女，全都患有糖尿病前期。

一完成例行的測試，研究人員就要求他們進行八百卡飲食法連續八週。

研究人員在執行完這項龐大的研究後，於二〇一八年八月公布了研究結果，顯示這些人在僅僅八週內平均瘦了十一公斤，且瘦下的多是脂肪，就連腰圍也平均縮小了十公分。

許多參與這項研究的人都成功讓血糖回復正常，而且除了便祕（百分之七）和頭痛（百分之三）以外，並沒有產生其他副作用。而克服這兩種問題的最佳方式，就是多喝水。

研究人員規劃多追蹤這些人幾年，好看看他們是否成功不復胖，並且順利抑制糖尿病。

## DROPLET試驗

緊接在 DIRECT 與 PREVIEW 之後的，是另一項每天八百卡的快速減重試驗，而且這次是由英國牛津大學的研究人員所執行。為了這項名為 DROPLET（Doctor Referral of Overweight People to a Low-Energy Treatment，醫師轉介過胖者採行低能量療法）的試驗，研究人員將兩百七十八名肥胖的成人分成兩組，一組以代餐奶昔或濃湯的形式，進行每天八百卡的飲食法，一組則是要他們力行緩慢且規律的標準飲食控制計畫。[20]

實行代餐飲食法的人要在遵循這種方法八週後，逐漸轉換成吃真正的食物，從頭到尾也會獲得應有的行為支持。

快滿一年時，快速減重飲食法的那組平均瘦了十．七公斤，標準飲食控制組卻只瘦了三公斤。

牛津大學飲食與人口健康教授暨首席研究員蘇珊．傑布（Susan Jebb）對這樣的結果非常滿意。「這樣的結果出色、優異，在基礎醫療中更是前所未見。」

她認為，快速減重組表現得這麼亮眼的原因之一，在於快速減重很振奮人心：「興奮的心情會帶領人們度過最難熬的頭幾週……我們必須利用人們一開始真的想要減重的那股熱情，讓大家盡量在一開始減掉越多體重越好。」

一如我所洽談過的其他減重專家，她表示，科學並不支持那些號稱「新陳代謝率總有一天會失衡、再也回不來」，或是「快速減重的人之後胖得更快」那類的老掉牙主張；反之，她強調研究的結果一致顯示，你在早期能減重多少，就預告了你長期能減重多少。

「減重四週後你瘦了多少——確切的說，應該是減重十二週後你瘦了多少——在在預告了你之後的狀況。我們已經在先前的某個研究中證明，你在十二週後瘦下的體重，預測了你兩年後會瘦下的體重。」

此外，傑布教授對於醫學的變革如此緩慢感到非常沮喪。「我們對這個醫療領域的了解已經突飛猛進，但醫療行為卻沒有任何改變。如果我們有的是一種能達到像 DIRECT 研究那種效果的新藥，大家早就為之瘋狂了……我們明明知道有這種既便宜又有效的方法，但就是不去執行，實在是難以置信。」

## 問答集

### 我若採用快速減重飲食法，將來會不會復胖？

和我所談過的專家都表示，並不會。我方才所引用的研究都執行超過一年，相較於慢慢減重的人，快速減重的人比較沒有復胖的問題。實際上，施行快速減重飲食法的人遠遠瘦得較多，而且不復胖。

英國格拉斯哥大學營養學系主任麥可・林恩教授曾告訴過我：「慢慢減重是種折磨。快速減重的人長期來看成效較佳，而且減得更快、瘦得更多的那些人長久下來比較可能不復胖，這一點正好跟營養師的理念相左。」

家庭醫師蘇西也同意這項看法。她運用我的血糖飲食法在僅僅八週之內瘦了十五・五公斤，並且超過三年不復胖。「我覺得更快樂、充滿活力，而且第一次控制住飢餓感。」

在一項澳洲研究中，研究人員招募了兩百名肥胖的自願者，並要求他們實施八百卡快速減重飲食法十二週，結果，這些人比那些實施平穩節食減重的人，不但瘦得更多，四年之後依然較瘦。[21] 誠如兩大頂尖的減重專家，美國路易西安那州巴頓魯治（Baton Rouge）彭寧頓生物醫學研究中心（Pennington Biomedical Research Center）的寇爾比・馬汀（Corby Martin）醫師與基肖爾・加德（Kishore Gadde）教授所言：「『快速減重與快速復胖相關』的迷思要比伊索寓言還不可信。」

話雖如此，你若持續採用快速減重飲食法，如何妥善地進行就變得非常重要。假如你正在服藥，就必須在開始前先找醫師談一談。

無論你決定採取哪種飲食控制法，每天都攝取足夠的蛋白質（至少五十到六十公克）非常重要，否則你將會流失肌肉。你也得確定自己攝取了足夠的必需營養素，比如說，你應該避免只吃白菜湯或葉菜汁這類瘋狂的飲食法。關於這點，本書收錄了自創、安全，又能讓人們持續下去的斷食菜單。

## 我若持續進行快速減重飲食法，未來新陳代謝的功能會不會癱瘓？

擔心身體會進入「飢餓模式」，正是這麼多人認為節食——尤其是快速減重飲食法——並不管用的原因之一。

這種想法源自於美國於二戰期間所進行的一項研究，名為「明尼蘇達飢餓實驗」（Minnesota Starvation Experiment），在這個研究中，年輕、纖瘦的自願者採取一天約一千五百卡的低卡飲食，食物則多半是大頭菜和馬鈴薯。[22]

在歷經六個月的低蛋白質飲食後，他們的體脂肪降到了百分之十以下，新陳代謝率（身體用以維繫運作的能量）也全面失衡。這種狀況很極端。

但最近一項探究「短期限制熱量有何影響」的實驗則是得到了截然不同的結果。[23] 在這項實驗中，研究人員要求十一名健康的自願者斷食八十四小時（不超過四天）。

他們後來發現，這些自願者在斷食的同時，新陳代謝率也跟著增加。到了第三天，平均增加了百分之十四。

無論你用哪種方式減重——快的也好，慢的也罷——你的新陳代謝都會因為如今你的體重變輕了而減緩。這也就是為何你在減重的同時，也要持續保持身體的活動，這很重要。當然，你在減重時吃些什麼也非常關鍵（詳後文）。

## 但更長期來看呢？

保有肌肉和維持新陳代謝的最佳方法之一，就是嚴格遵守每天八百卡，並在初期採取低醣飲食。在西班牙最近的一項研究中，研究人員要求二十名肥胖的受試者力行八百卡的極低醣飲食，結果他們在四個月內平均瘦了二十公斤（其中百分之八十是脂肪），但新陳代謝率僅僅下降了百分之八。[24]

研究人員表示，這是因為「低醣」結合了「低卡」，促使受試者進入輕微的酮症狀態，這不僅有助於維持肌肉，也表示他們比較不容易感到飢餓。

「800 卡斷食」是一種輕度的生酮飲食，你攝取的脂肪和蛋白質比重會比醣類高出許多，尤其是在第一階段「快速減重期」。請容我稍後詳述。

## 我若真的復胖，會不會變得比以前更糟？

沒有任何一個減重的人會想復胖，但事與願違。當我問起傑布教授復胖有沒有關係，她斷然地表示「沒有」。「肥胖對人體造成的有害影響，來自於你有多胖，還有你超重多久。即使你減重後的體重只維持了短短幾年，這仍會為你的健康帶來實質的效益。」

她還說，你應該定期量測體重，一旦你發現自己復胖，就該盡快採取行動，阻止自己繼續發胖。「幾公斤」很快就會變成「好幾公斤」。

## 快速減重飲食法搭配運動效果如何？

你沒有任何理由停止運動，因為，若真要說，運動將會幫助你更快進入酮症並且維持肌肉量。儘管如此，我並不建議大家嘗試做那些需要燃燒大量卡路里的運動，像是馬拉松。我發現跑步和伏地挺身都是我在斷食期間既可行又能有效分散注意力的運動。其實，我還發現自己斷食時，原先患有輕微骨關節炎的右膝（都是早年的運動傷害害的）居然好多了，讓我跑起步來更輕鬆。

## 誰不該展開快速減重飲食法？

和任何減重飲食法一樣，你若有任何疑慮，總是應該先找醫師洽談。正因800卡斷食是一個成效明顯的工具，所以你在開始之前，一定要先確認自己是否有以下情形，你若有下列情形，請勿採行這個方法。

- 未滿十八歲。
- 哺乳中、懷孕中或者正在接受不孕症治療。但若你在孕期中面臨妊娠糖尿病的風險（或曾有妊娠糖尿病的病史），或許可以考慮地中海飲食法。

- 體重過輕並／或曾經飲食失調，或疑似飲食失調。
- 重大精神異常，或曾經濫用藥物。
- 正在積極接受醫學檢查或醫學治療，或者有什麼重大病況、導致你無法奉行此法。
- 最近才發生心血管問題、心肌梗塞或腦中風（不到三個月前），或其他的心臟異常。
- 心臟病、高血壓或腎衰竭沒有控制得很好的患者。
- 身體微恙、發燒、虛弱或剛從重大手術復原（不到六個月前）。

注意，你若有下列情形，請先與醫師洽談：

- 你有潛在的重大病況。
- 你正在施打胰島素：你得先接受醫療專業人士為你進行詳細的評估與衛教，以規劃適當地減少用藥／施打胰島素，進而避免血糖驟降（低血糖）的潛在風險。
- 你有第二型糖尿病且正在服藥：隨著血糖獲得改善，你或許得要減少用藥或停止服藥，以免血糖過低。
- 你正在服用某種糖尿病的藥，並患有不自覺性低血糖症。
- 你正在服用高血壓的藥：隨著血壓獲得改善，你或許得要減少用藥或停止服藥。
- 你正在服用其他藥物，如抗凝血劑。

- 你有中度或重度的視網膜病變：由於視網膜病變有時會在血糖改善時惡化，所以你需要在六個月內進行額外的篩檢。
- 你患有癲癇（即便有些證據顯示低醣的生酮飲食得以改善癲癇）。
- 孕期中：避免斷食／低卡飲食顯然才是明智之舉。

你若患有第二型糖尿病或糖尿病前期，請務必造訪 DIRECT 研究的相關網站，以獲得更充分的資訊和飲食方面的建議。[25]

快速減重極富挑戰性（這也是它的好處之一）。因此，你若不適合斷食，也許你可以只採用本書附的低醣地中海料理食譜就好，不必大幅限制熱量的攝取。

# Chapter 4

# 我為何鍾愛地中海飲食

本書中的食譜是以地中海飲食為基礎。所謂的地中海飲食，就是一種富含健康天然油脂、堅果、魚類、蔬菜以及豆類植物的飲食方式，這些食材同時含有大量抵禦疾病所需的維生素與礦物質。

我之所以如此鍾愛地中海飲食，不單單因為它美味可口，也因為有許多具體的科學證據顯示，採取這種生活方式將會減少你罹患心臟病、癌症、第二型糖尿病、憂鬱症及失智症的風險。即便你在中年後期才採用這種飲食，也已被證實能夠延年益壽。

「地中海飲食」這個詞可能讓人混淆的地方在於，它並不是那種你去希臘或義大利度假所會聯想到的典型食物。比如說，它不含大量的披薩、麵食，或者那種你可能會在希臘餐館所吃到的黏稠布丁。

我筆下的地中海飲食，是以往居住在地中海周遭的人們在接納垃圾食物（如今全球有太多人這樣）之前所採用的傳統飲食方式。

如今，在許多地中海國家，蔬菜、魚類、橄欖油皆被甜點、汽水及速食所取代。實際上，現代僅有約莫百分之十的義大利人採行傳統的地中海飲食，其餘的百分之九十，則在腰圍上付出了可觀的代價。在上個世紀既修長又健康的義大利孩童，如今幾乎就跟同世代的美國孩童一樣肥胖。奇怪的是，比起地中海國家的人，斯堪地那維亞半島的人反而更有可能攝取地中海飲食。

## 所以，健康的地中海飲食究竟是什麼？

地中海飲食的版本很多，各有不同。我的版本則是依據史上最大型且最重要的營養學研究之一而來，亦即 PREDIMED（Prevención con Dieta Mediterránea，地中海預防性飲食研究）。[26]

在這項二〇一三年的研究中，西班牙的研究人員募集了西班牙七千四百多名超重的中年男女，隨機分配他們進行地中海飲食或低脂飲食，並鼓勵這兩組人馬大量攝取新鮮蔬果及豆類植物（如豆子、扁豆、豌豆），而且避免攝取含糖飲料、蛋糕、甜點或糕點，也不可以吃過多培根或義大利臘腸（salami）之類的加工肉品。

他們還要求分配到地中海飲食的人吃許多蛋、堅果及多脂魚類、使用大量的橄欖油，同時鼓勵他們吃一些黑巧克力，並偶爾在晚餐搭配葡萄酒享受一下。

反之，他們告訴低脂飲食的那組攝取低脂的乳製品，以及許多麵包、馬鈴薯、麵食和白飯之類的澱粉食物。

研究人員長年追蹤這些自願者，要求他們填寫飲食日誌，並透過健康檢查、問卷、驗血、驗尿來觀察他們的健康狀況，再依據所有自願者遵守地中海飲食原則的程度高低，給他們一個「地中海飲食的遵從性評分」（Mediterranean Diet Adherence Score，簡稱 M score）。

這兩個組別在三年內便出現了巨大的差異。遵從性評分相當高的那些人不僅較纖瘦，也較健康，大幅降低了罹患多種疾病的風險。其中的好處包括：

- 心臟病或中風的風險降低百分之三十。
- 第二型糖尿病的風險降低百分之五十八。
- 乳癌風險降低百分之五十一。
- 認知功能退化的風險降低。

## 地中海飲食怎麼吃？

提高地中海飲食遵從性評分的簡單方法，就是遵守以下的簡要原則：

### 減少糖分與澱粉類的碳水化合物

請直接減少含糖的澱粉食物，如蛋糕、甜點、餅乾、洋芋片、果汁和軟性飲料，因為這些都會迅速轉換成血糖，促使血糖飆升、胰島素激增與體重增加。你的目標是一週內吃這些食物的次數少於兩次。

你也要留意其他那些會快速轉變成血糖的食物，如：

- 馬鈴薯、麵包、白飯與白醬義大利麵。
- 多數的早餐麥片和即食燕麥片。鋼切燕麥（steel-cut oats）或傳統燕麥片（rolled oats）就沒有問題。
- 芒果、鳳梨、葡萄、哈密瓜和香蕉之類的熱帶甜水果，因為這些水果的糖分（果糖）都很高；反之，選擇莓果、蘋果或西洋梨。你的目標是一天最多一至兩份水果，而且最好在飯後食用。

• 加工食品。有超過百分之七十的加工食品含有「添加糖」（added sugar）。你必須詳讀食品上的標示，不過「糖」有七十多種不同的名字，這會是個問題。

## 增加攝取天然健康的脂肪

許多人依舊深信吃進脂肪就會發胖，也相信脂肪會堵塞動脈。我很希望我已經說服大家這並不是真的。享受食物中的健康脂肪吧，例如橄欖油，鮭魚、鮪魚、全脂乳製品、酪梨、堅果和種籽。這些天然的油脂有益你的腰圍、心臟，還會讓飽足感持續較久。

## 吃進適量的蛋白質

也就是說，你要攝取大量的多脂魚類、海鮮、雞肉、一些紅肉、蛋類、豆腐、豆類（含豆莢類）、乳製品及堅果。如果你吃奶蛋素或全素，那麼就有其他的選擇（詳見第89頁）。你一天至少需要五十至六十公克的蛋白質，而且天天如此；年紀越大，你需要的就越多。不過，你仍應限制自己攝取香腸、培根和義大利臘腸之類的加工肉品，因為這些都不是特別健康的蛋白質來源，其中鹽、硝酸鹽和其他防腐劑的含量通常很高。

## 吃進多種葉菜與彩色蔬菜

吃進多種深綠色葉菜和彩色蔬菜尤其重要，例如菠菜、青花菜、高麗菜、羽衣甘藍（kale）、沙拉葉。它們不僅熱量很低，含有多種必需維生素及營養素，同時富含纖維質，有利於腸道中「有益」的菌叢。

## 換成全穀物與豆類

多吃富含纖維的「複合碳水化合物」吧，也就是說，你可以把白醬義大利麵、白飯換成全穀物及豆類（如扁豆、豆子、豆莢）、藜麥、野米⑦和蕎麥，並且最好選擇多穀物麵包、種籽麵包或者黑麥麵包，而非白麵包。同樣的，你腸道中的益菌將會透過這些食物中的纖維蓬勃生長。但你在進行「800卡斷食」的第一和第二階段時（也就是「快速減重期」和「新5:2輕斷食」），則應減少攝取全穀物，因為你若想要進入輕微的酮症，這麼做將會阻礙酮症的發生。

## 避免經常在兩餐間隔或深夜吃零食

常吃零食會阻止脂肪燃燒。倘若你就是得吃，就吃些非澱粉類的蔬菜吧，如青花菜、小黃瓜、芹菜，或者一小把堅果、一小片乳酪。水果並不是好的選擇，尤其在你試圖減重的時候。

## 喝得健康

喝入大量的紅茶、水果茶、黑咖啡和開水。至於酒類，在不斷食的那幾天，用餐時偶爾來杯紅酒並無大礙，但在你只吃八百卡的那天，最好一併避開酒類。

地中海飲食不單單是一種飲食法，還關係到建立起一套生活習

---

譯註⑦：野米（wild rice）雖有「米」字，但其實是一種野生菰屬植物，早期為印地安人的主食，含有豐富的纖維質、蛋白質、礦物質，素有「穀物中的魚子醬」之稱。

慣，並且永久地改變生活方式，包括減少加工食品、現成熟食和速食，轉而選擇原型食物，也就是盡可能從頭到尾自行烹煮的餐點。這也涉及緩慢進食，並和親友一起享用。用餐時，我們常常沒有花時間去細細品嘗。可別邊看電視邊用餐，請努力、全面地好好品嘗你放入口中的料理。

## 地中海飲食與菌叢

這種飲食法之所以超級健康，除了因為富含維生素和抗氧化物（例如在特級初榨橄欖油裡就含量豐富），還有另一個重要的原因。

誠如我在研究上一本書《食補臟腑：如何由內而外為身體掀起革命》（*The Clever Gut Diet: How to Revolutionize Your Body from the Inside Out*，暫譯）所發現到的，攝取地中海飲食會對你的腸道菌叢產生巨大、正面的影響。所謂的腸道菌叢，就是居住在腸道中數以兆計的微生物，它們對於你的身心健康非常重要。

你腸道中的「益菌」，如比菲德氏菌（*Bifidobacterium*）、乳酸菌（*Lactobacillus*），將會把你從地中海飲食所獲取的纖維質轉變成名為「短鏈脂肪酸」（short-chain fatty acids，簡稱 SCFs）的化學物質，減少腸道和體內發炎。

## 地中海飲食提供的是長期解方

地中海飲食的優點之一，就是它既多元又美味，所以比起其他限制較多的飲食法，它更容易遵守且持續下去。

- 你不必淘汰多種食物不吃。
- 容易調整，其他的烹飪方式也適用這些原則。
- 多虧了飲食中的脂肪、蛋白質和纖維質比例偏高，所以極有飽足感。
- 有益你的身心健康。

提升心理健康很重要，因為很多人在焦慮或憂鬱時，就會放棄努力達到應有的體重。

其實，最近有一項三萬三千百多人的研究深入探討了飲食和憂鬱症之間的關聯性，並發現到嚴格遵守傳統地中海飲食的人罹患憂鬱症的風險，要比並未遵守傳統地中海飲食的人減少百分之三十三。[27]

反之，攝取典型「促進發炎」的飲食，也就是吃進挾帶大量飽和脂肪、糖分和加工食品的那些人，他們罹患憂鬱症的比例則是高出許多。

我的確發現到，吃垃圾食物不僅讓我變得痛苦，還讓我想要越吃越多。

關於這點，詳見後方第 125 頁。

## 地中海飲食與生酮飲食、阿特金斯飲食[8]之類的極低醣飲食法相較如何？

類似 PREDIMED 的多項研究指出，一旦論及健康與腰圍，選擇地中海飲食（其中脂肪不致太高、醣類也不致太低）比採用傳統的低脂飲食好得多。但地中海飲食若與非常低醣的飲食法相比之下如何呢？

比方說，如今風靡一時的生酮飲食，又或者阿特金斯飲食呢？阿特金斯飲食法攝取的醣類非常之低，所以體內被迫「切換代謝的開關」，進入酮症，開始燃燒脂肪作為燃料。誠如我在第二章所言，酮症也是間歇性斷食很重要的一部分。所以，你或許會問，那我為何要選擇地中海飲食，而非上述其中一種極低醣飲食呢？

在我試著回答這個問題前，我應該先解釋何謂生酮飲食。生酮飲食的版本很多，但標準的生酮飲食，是由百分之七十五的脂肪、百分之二十的蛋白質和僅僅百分之五的醣類所構成，這就意謂著，你的目標是每天的醣類攝取減少到二十公克以下。為了讓你有點概念，我要告訴你，一根香蕉所含的醣類就已經超過二十公克了。

你在採用生酮飲食或像阿特金斯的極低醣飲食時，所能攝取的食物包括：

- 肉類、培根、香腸、魚類、蛋類、奶油、鮮奶油和乳酪。

---

譯註⑧：由美國心臟科醫師羅伯特．阿特金斯（Robert Atkins）所創造的一種減肥飲食法，主要以攝取肉與蛋白質並戒除澱粉的方式燃燒體脂肪，達到減重，或稱「艾氏減肥法」、「阿金減肥法」，在美頗為風行。

- 堅果、橄欖油、椰子油和酪梨油。
- 醣類含量極低的水果，如莓果。
- 菠菜之類的葉菜和青花菜。

然後，你得避開：

- 任何的含糖食物，例如果汁、果昔或蛋糕。這也包括許多的加工食品、外帶餐點和醬料。
- 麵包、穀類、白飯、麵食、麥片和馬鈴薯。
- 大部分的水果。
- 根莖類，如地瓜、紅蘿蔔和防風草根（parsnip）。
- 豆類（含豆莢類），如扁豆、鷹嘴豆、大紅豆和豌豆。
- 葡萄酒和啤酒。如果你要喝酒，最好只喝烈酒。

生酮飲食、阿特金斯飲食之類的極低醣飲食雖是減肥良方，但很難持之以恆。地中海飲食讓你能夠吃進更豐富多樣的食材，包括蔬果及穀類，其中富含那種受到腸道「益菌」所歡迎的纖維質。但你若採行生酮飲食或阿特金斯飲食，就難以獲取同樣多種的纖維質和其他必需營養素。不是不可能，只是很困難。

因此，假如你進行一項比較地中海飲食和類似阿特金斯極低醣飲食的科學研究，會有什麼結果呢？

以色列狄蒙納市（Dimona）一家附設醫療診所的大型研究中心，就曾針對這個主題進行了一個讓人印象深刻的試驗。有別於過去多為短期的飲食研究，這項研究持續了六年以上。

## 狄蒙納試驗

為了進行這項研究，研究人員隨機分配了三百二十二名中年男女，要他們分別進行低脂飲食、極低醣飲食（以阿特金斯飲食為基礎）或是偏低醣地中海飲食。[28] 你得要介於四十至六十五歲、BMI（Body Mass Index，身體質量指數）二十七以上（即過重或肥胖），才能參與這項試驗。

自願者一旦完成報到並分配好特定的飲食，就會和營養師碰面，聽取如何進行的相關建議，並在試驗開始前及執行期間，每隔一段時間接受例行檢測。

頭兩年，所有的組別都乖乖遵守自己所分配到的飲食法，且經要求撰寫飲食日誌，內容顯示：

- 地中海飲食的那組吃進了最多的纖維和橄欖油。
- 低醣的那組攝取了最少的醣類、最多的脂肪和蛋白質，大家並不意外。
- 低脂的那組攝取的脂肪減少了高達百分之十九，每天減少攝取的熱量也最多。不過，他們卻瘦得最少。

滿兩年時，各組平均減重如下：

- 低脂組三・三公斤。
- 地中海飲食組四・六公斤。
- 低醣組五公斤。

所以，兩年後，在減重比賽中表現最好的是低醣組，其次是地中海飲食組，不過，後者的胰島素濃度明顯改善最多。

但研究還沒完呢。研究人員又持續追蹤這些自願者四年。

你一定可以想像我有多麼迫切想要看到結果，因為任何一種飲食法的關鍵，就在於你能否持之以恆。所以後來呢？呃，低脂組和低醣組之後雙雙復胖，而且復胖不少，地中海飲食組卻沒有。整整六年下來，各組平均減重如下：

- 低脂組〇・六公斤。
- 低醣組一・七公斤。
- 地中海飲食組三・一公斤。

長期下來，地中海飲食組顯然才是贏家，他們所減下的體重幾乎是低醣組的兩倍，而且成功不復胖。這個結果特別令人刮目相看之處在於，一般情況下，一個中年人普遍會在六年內增加三公斤左右的體重。也就是說，多虧有這項試驗，否則你不會知道，分配到地中海飲食的那組，在六年之後，其實比你預期的還少了六公斤。

至於健康狀況，一談到降血脂、「壞」膽固醇、胰島素和血糖值，地中海飲食組無疑再度成為贏家。那是因為他們不但減重最多，還減在最適當的部位。

在一項涉及多項人體掃描的相關研究中，研究人員發現，地中海飲食者在腰圍、心臟附近及肝臟內部減去了最多的脂肪。[29]

這兩項研究都是由以色列本古里安大學（Ben-Gurion University）

的許愛（Iris Shai）教授所執行，她指出：「就算你並未大幅減重，但持續進行低醣的地中海飲食可能會大幅改善糖尿病、心臟病相關的脂肪累積問題。」

## 問答集

### 要是我喜歡吃其他的料理，像是印度或泰式料理呢？

其他的料理方式也適用地中海飲食的原則，之後你就會在食譜區看到一些範例了。比起其他脂肪，橄欖油顯然具有優勢，特別是特級初榨橄欖油，但我們也樂於用椰子油和其他的堅果油進行烹飪，像是核桃油。如果你吃的是印度料理、中式料理或泰式料理，重點在於少吃白飯，盡量換成多吃蔬菜。你若熱愛印度料理，那麼請避開印度烤餅（chapattis）。

地中海飲食的變化版就是北歐飲食（Nordic diet），亦即瑞典人、丹麥人等等的飲食方式，其中，他們以菜籽油（rapeseed oil）替代橄欖油。我並不相信菜籽油會跟橄欖油一樣好，但肯定比全球其他人所吃的那種垃圾食物來得好。

### 要是我吃奶蛋素或全素呢？

地中海飲食涵蓋許多蔬菜及豆科植物，所以相當適合奶蛋素食者或全素食者的生活型態。本書後方收錄了一些奶蛋素和全素的食譜，我們也為奶蛋素食者提供了一些訣竅和可替換的食材。

為了管理你使用的替代食材，下載類似「My Fitness Pal」的熱量計算 app 可能對你有用。比如說，椰子優格比乳製優格的熱量更高，所以你就得修正數量。而且，千萬記得，乳製優格最難得可貴的地方在於含有多種活性菌，所以如果你打算挑選別的東西來取代優格食譜，那麼找到含有多種活菌的替代品，才是真正值得。

## 地中海飲食不是很貴嗎？

鮮魚和特級初榨橄欖油是很貴，但那些你將忌口不吃的含糖小點心和零食其實也都不便宜。我有一名會計師朋友，他藉由我的飲食法瘦下三十公斤，而且在做出一整份試算表後發現，採用這種飲食法其實省錢多了。

這裡提供幾個省錢的訣竅：

- 淋在沙拉上的特級初榨橄欖油可能所費不貲，但大部分的超市品牌都滿便宜的，初榨橄欖油（virgin olive oil）或淡橄欖油（light olive oil）也都不錯。
- 生鮮蔬菜或許較佳，但冷凍或罐裝蔬菜也一樣營養，有時候沒有差那麼多。
- 盡量吃當季莓果，如草莓、覆盆子。冷凍的莓果很適合入菜。
- 蘋果和西洋梨一般不貴，可以久放。我自己會購買當季的料理蘋果（cooking apple），切好後放入冰凍庫，而且從不為削不削皮傷腦筋，因為果皮才是富含精華的部位。
- 罐頭魚或冷凍魚都比鮮魚便宜得多，而且能保存較久。

- 自製活菌優格相對容易。你只需要鮮乳和一小團從超市現買的新鮮優格就行了。你也可以使用優格機。
- 相較於購買架上的泡菜，自製泡菜非常便宜，裡頭的益生菌也多得多。你可上 thefast800.com 的網站觀看克蕾兒如何製作美味的德式酸菜。
- 原味、無加工的燕麥粥比你購買的一包包即時燕麥便宜多了，也比較健康。
- 與其隨便找一家離公司最近的三明治專賣店，自備便當上班比較省錢，也比較健康。

# Chapter 5

# 動起來

我們都很清楚運動和持續活動筋骨有多重要，但知易行難，了解和執行完全是兩回事。我沒有特別愛運動，也很討厭健身房，所以我已經找出一些方式做點自己該做的運動，以保持健康、心情愉悅，同時改善睡眠、維持神清目明。

## 站立

你所能做的第一件事，同時也是最簡單的事，就是每三十分鐘站立一次。久坐幾乎就和抽菸一樣糟。因此，去下載一個設有鬧鐘、每半小時就會提醒你要活動一下的 app 吧。如果你看了很久的電視，就在廣告時走動一下，或把遙控器放在電視機旁，這樣你就得起身才能轉台。

## 散步

散步是一種便宜又安全的運動方式。你若能把它融入生活當中，那麼最佳的時機就在早餐前，而這也就成為你早上做的第一件事。這麼一來，你不但成功地加速新陳代謝，還能沐浴在美好的晨光裡。明亮的晨光有助於重新設定生理時鐘，進而幫助你一夜好眠。

至於散步時要帶什麼？我會強烈建議你找個朋友一起，或是帶著心愛的夥伴（我都是帶著我的狗），但未必要配戴所謂的穿戴式裝置。

美國匹茲堡大學曾進行過一項破除迷思的研究，其中研究人員募集了四百七十名十八至三十四歲的肥胖者，並要求他們透過低卡飲食減重六個月；他們都乖乖照做。滿六個月後，研究人員再把他們隨機分成兩組，一組執行標準行為計畫來協助他們不致復胖，另一組也進行相同的行為計畫，但得另外配戴穿戴式裝置，然後再追蹤他們十八個月。[30]

在試驗持續兩年之後，這群人一一秤重。結果，經要求配戴穿戴式裝置的那組比剛開始瘦了三．五公斤。這結果已經不錯了。不過，沒配戴穿戴式裝置的那組則成功瘦下五．九公斤，遠遠更多。

為什麼會這樣？研究人員並未說明，但我根據自己的行為得出一套理論，那就是穿戴式裝置不只會在我們達成目標時鼓勵我們多吃、犒賞自己，它也可能會害你沮喪，而不是激勵你向上。你會變成永遠在努力要達成目標，就像傳說中的「一天一萬步」，很多人根本達不到，所以你不是放棄，就是作弊。

為了看看是否有更好的方式，我和英國雪菲爾哈倫大學（Sheffield Hallam University）的羅伯．柯普蘭（Rob Copeland）教授一起合作，找來一群不怎麼愛動的自願者，再隨機分配他們施行「一天一萬步」，或是柯普蘭教授口中的「快走十分鐘」（Active 10）——每天快走三次、每次十分鐘——然後送走他們各自進行。

後來呢？被要求「一天一萬步」的組別其實為了達成目標而吃足苦頭，他們坦承自己就是無法把這融入生活之中；而「快走十分鐘」的組別則是組成快走小組，不但更有趣，也比較可能貫徹到底、達成目標。雖然「快走十分鐘」的人每天所達成的步數遠遠較少，但他們邁步行走時的強度，卻遠遠高於那些試圖達到一萬步的人。

柯普蘭教授在分析完這些人的數據後，向我指出重點如下：「雖然『快走十分鐘』的組別活動時間較短，但他們花在『中高強度』體能活動上的時間卻多出百分之三十。這很重要，因為你在進行『中高強度』的活動時，對健康最有益。」

你能在以下網站找到引導你進行「快走十分鐘」的免費 app：www.nhs.uk/oneyou/active10/home。

## 高強度間歇訓練

一起床就進行幾次短暫、急速且猛烈的快走是很好，但還不夠。你若想變得更苗條，又覺得自己真的抽不出時間，或許你會想試試高強度間歇訓練（High-intensity interval training，簡稱 HIIT）。透過這種訓練，你真的能在極短的時間內獲得運動所帶來的最大效益。

我是在幾年前製作紀錄片《運動的真相》（*The Truth about Exercise*）時，才偶然發現到這種訓練。

在訓練開始之前，他們告訴我，一週只要花幾分鐘激烈騎車就會大幅提升我的有氧適能，血糖也會獲得控制。令我驚訝的是，真是如此。他們要我執行的這種健身法，包括了在運動單車上進行三次激烈的高強度運動，每次二十秒，然後每週三回（共三分鐘）。結果，我的胰島素敏感度在僅僅六週之內就提升了百分之二十以上。

自那時起，英國斯特靈大學（University of Stirling）健康暨運動科學系講師尼爾斯．沃拉德（Niels Vollaard）博士便指出，你甚至可以花更少的時間就維持同樣的效果，其實每週只要進行高強度間歇訓練短短兩分鐘，即可大幅提升體能。

最近我協助尼爾斯設計好一項實驗：我們在英國新創醫療公司「巴比倫健康」（Babylon Health）的倫敦辦公室中架設了一輛運動單車，並要求幾名公司職員花五週試驗他所提倡的高強度間歇訓練健身法。

開始前，尼爾斯先評估了這些人的最大攝氧量（$VO_2$ max），這是一種測量有氧適能的方式，能夠顯示出一個人的心肺功能有多強。他是在實驗室完成這些量測的，但你也可以在 fast-exercises.com/fast-exercise-calculator 之類的線上計算器輸入你的靜止心率，得出自己的估計值。

這種計算器也會告訴你同年紀的人表現如何。基於一些我們尚未充分了解的理由，最大攝氧量已堪稱能夠有效、準確地預測出你會如何老化，還有壽命多長。而這也正是尼爾斯這類的科學家如此迫切要找出「如何最有效地提升最大攝氧量」的主要原因之一。

高強度間歇訓練的迷人之處，在於它能一如你做起強度較低且時間遠遠較長的活動那樣，提升你的最大攝氧量。「為了達到和高強度間歇訓練相同的結果，」尼爾斯告訴我，「你就得穩穩地跑步四十五分鐘，每週三次。」

所以這是怎麼回事？尼爾斯說，當你做第一次二十秒的衝刺時，體內會分解糖原，也就是儲存在肌肉中的糖，並觸發一連串其他的反應，包括釋放出所謂的「信號分子」。

當你衝刺第二個二十秒時，這些信號分子已經活化，有助於刺激其他肌肉的生長，如心肌。至少，實驗室中得出的結果是這樣。

但假如場景換成辦公室，結果也會一樣嗎？在為期五週的第一輪測試結束後，我和尼爾斯回到現場，看看辦公室的職員進行得如何。結果，多數人都順利完成了他們超短的運動健身法，還覺得自己健康不少。

「我們分析了結果，」尼爾斯告訴自願者：「而且我很樂於告訴大家，你們的最大攝氧量全都提升了，其中表現最優異的是查理，他的最大攝氧量增加了百分之十四，而團隊整體的有氧適能則是提升了百分之十一，真是棒極了。」

據尼爾斯所言，大家若持續進行，有氧適能增加百分之十一，代表罹患心臟病的風險大概會減少百分之二十。

不是人人都適合高強度間歇訓練。你若身體欠佳，就該慢慢開始，第一週大概就只做一次十秒的衝刺；你若正在服藥、受過傷或對心臟功能有疑慮，就該先請教你的醫師，再展開任何運動健身法。

### ♦ 沃拉德博士的高強度間歇訓練健身法

想進行這項健身法，你得先有一輛可輕易變換阻力的運動單車，每週健身三回。

1. 輕踩單車，進行熱身。
2. 約一分鐘後，開始快速踩踏，然後迅速調升阻力。
3. 你將依據自己的力量大小與有氧適能選定阻力。阻力應該要高到你在衝刺十五秒後，大腿就開始有感，肌肉也開始疲乏。
4. 你在十五秒後若仍能以相同的速度繼續進行，那麼，你所選擇的阻力就不夠高；然而，阻力也不能太高，不能高到害你逐漸停頓下來。這是一種實驗的過程。你將會發現到，隨著你越來越健康，你所能應付的阻力也會增加。每次二十秒的健身，你都應該全力以赴。
5. 你在第一次猛烈、快速地衝刺後，便調降阻力，輕踩單車三分鐘。
6. 接著，再次衝刺二十秒。
7. 結束時，輕踩單車幾分鐘，好讓心跳、血壓回復正常後才離開單車。

如果你在這方面完全是個新手，一開始先衝刺一次就好，一次二十秒，看看感覺如何。沒有問題的話，再逐步追加。

我仍在進行「每次二十秒，共三次，每週三回」的健身法。在最近一項美國的研究中，研究人員找來了二十七名習慣久坐的肥胖男子進行上述的訓練十二週，結果發現，這些人的最大攝氧量不但增加了百分之十九，胰島素的敏感度也獲得提升。高強度間歇訓練和「認真騎單車四十五分鐘、每週三回」所達成的效果類似，但只需花上一小部分的時間。[31]

少了單車，你就比較難執行高強度間歇訓練，但你可以把踩踏單車換成跑步上樓二十秒，或在慢跑時納入短暫的全速衝刺。你連在游泳時也能這麼做，同樣的，僅僅衝刺二十秒就對了。

## 肌力訓練

除了照顧你的心肺，你也得照顧肌肉。肌肉在海灘上很搶眼，但更重要的是，它們甚至會在你入睡時燃燒熱量。改善肌肉也會改善胰島素的敏感度。

我有一項簡易的健身法，多半都在早上做。我起床，打開收音機，然後做起一連串的伏地挺身、深蹲、捲腹（又稱腹肌訓練）、肱二頭肌彎舉與肘撐（棒式）——大概是這個順序。你可以嘗試的其他變化很多，但這些都是基本的。同樣的，你若想看看該如何進行，請參考 thefast800.com。

我建議，你在展開飲食法的第一週時，每種動作都先重覆十次（肘撐則是維持二十秒），做個一輪就好。換言之，也就是十次伏地挺身、十次捲腹、十次深蹲、肘撐二十秒等等算一輪，第一週找三天進行。到了第二週，你再設法達到十次一輪、連續做兩輪；到了第四週，則是連續做三輪

## 生活中增加活動力的十二種方法

1. 買輛單車，有空就騎。這可以省下很多時間和金錢。
2. 你要去的地方如果在一．五公里之內，何不走路去呢？比起等公車或找車位，走路還比較快呢。
3. 站著講電話，你將可以燃燒熱量，聲音聽上去也會更堅定。
4. 使用店家的購物籃，而非購物推車，藉著購物時做點阻力訓練。
5. 大量喝水。這不但讓你保持水分，還會增加你上洗手間的次數，代表你反而有更多短暫快走的機會。
6. 可能的話，試著爬樓梯吧。我上電扶梯都用跑的。
7. 如果你平常是搭公車或火車通勤，那麼，就比平常早一站下車，然後步行完成剩下的路途。
8. 你若開車上班或前往超市，可以把車停在停車場的遠端。
9. 在辦公桌附近擺放彈力帶，也就是拉扯時會產生阻力的伸縮帶或伸縮管，或者手握小啞鈴。在開會或做事的空檔進行二頭肌彎舉。
10. 組個午間的散步小組。你周遭可能有很多早就繫好鞋帶、想要大展身手的人。好好享受這樣的友情吧，並在想要放棄時互相鼓勵。
11. 我若到國外城市度假，一般都會參加步行兩小時的城市導覽。這不僅相當划算，也有助於好好了解那個城市的歷史。我在柏林參加的那次特別棒。

12. 報名舞蹈課。跳舞是種社交方式，假如你從沒學過怎麼跳經典舞步，像是拉丁舞或國標舞，這對你的腦袋是很大的挑戰，而人在中年時接受新的挑戰，已經證實可以降低失智症的風險。

# Chapter 6

# 擊潰壓力的六大法門

我們在變胖時多半會感到沮喪，因為我們都會覺得這全是自己的錯。畢竟，別人總是一而再、再而三地告訴我們，人變胖的唯一理由，就是吃得太多、運動不夠。換言之，我們一旦變胖，鐵定是因為我們好吃懶做。

但正如前文所述，體重增加可不只這麼簡單。我們所吃的（經食品業加工且大力吹捧的）食物會綁架我們的大腦和荷爾蒙，就連我們所居住的世界，也逐漸發展成不鼓勵活動的模樣：購物中心離市區越來越遠，要開車才到得了；在路上騎乘單車危機四伏；電梯比比皆是，樓梯卻少之又少。

我們幾乎每時每刻都在面臨許多難以抗拒的誘惑；同時，鼓吹著「熱量平衡」（calories in, calories out，簡稱 CICO）的群眾也忽略了「壓力」莫大的重要性。有研究指出，慢性壓力會引發飢餓感增加、借食消愁、自我厭惡及睡眠中斷，轉而導致壓力更大、更餓、吃得更多、更自我厭惡等等。

## 何謂壓力？

你在生活中需要某種程度的壓力。為了生存，這是必要的。今天，如果你正在穿越馬路並意識到自己就在車道上，體內就會分泌大量的壓力荷爾蒙，如皮質醇和腎上腺素，好讓你準備好採取行動，這就是「打或逃」（fight or flight）的反應。這種反應是長期演化的結果，因為在遙遠的古代，它會幫助我們逃過野獸的追捕與掠食，有益無害。但長期的壓力，也就是當這些壓力荷爾蒙的濃度增加且居高不下時，就會有問題了。

## 壓力和失眠如何引發飢餓

我們在人生中會遭遇很多突如其來的打擊，如失業、離婚、喪偶、意外等等，這些都是可能帶來深層壓力、轉而使你借食消愁的重大挫折。以下我將詳述的技巧並不會馬上減輕你的痛苦，但可能有助於降低這些生活事件所帶來的衝擊。

儘管如此，還有一種會引發壓力的主要因素值得你在生活中重視，那就是睡眠不足。失眠非常普遍，而且常常是自己造成的。這裡所謂「自己造成的」，指的是我們熬夜上社群網站，沒把睡眠放在優先順位。

如果你正試著減肥或維持不復胖，睡眠不足就是最糟糕的事情之一。即便你只有幾晚睡得較少，也會打亂你的血糖和調節飢餓感的荷爾蒙。

為了測試這點，我參與了英國里茲大學（Leeds University）伊莉諾．史考特（Eleanor Scott）博士的一項短暫、劇烈的睡眠剝奪實驗。史考特博士為這項實驗招募了一群健康的自願者，為他們裝上血糖檢測儀，這樣便能觀察這些人的血糖濃度有何變化。她要求這些自願者有兩晚比平常晚睡兩小時，然後有兩晚想睡多久就睡多久。

作為一名狂熱的自我試驗者，我當然申請加入了這項實驗。我們晚睡的那兩晚真的很慘，我更訝異地發現到，我被剝奪睡眠的那幾天血壓高得不像話，肚子也餓得受不了，令人沮喪。

其他自願者也一樣。人人都抱怨睡得較少就會嘴饞。其中一人還告訴我：「我想吃很多很多餅乾，所以我吃了不只一片，而是十塊卡士達奶油夾心餅。」

「那樣不正常嗎？」我問他。

「呃……對早餐來說鐵定是吧！」他答道。

我們所有的人，無論是嗑完一頓餅乾大餐或努力奉行正常飲食的人，全都明顯看出自己的血糖值大幅上升，就連以往相當健康的人，他們的血糖值也都飆到了第二型糖尿病那麼高。幸好，這些問題在幾晚好眠之後便解決了。

因此，遭剝奪睡眠而導致暴飲暴食一點也不讓人驚訝。英國倫敦大學國王學院（King's College London）曾經進行一項研究指出，你若剝奪人們的睡眠，他們每天平均會額外攝取三百八十五卡，等同一大顆馬芬蛋糕的熱量。[32]

## 擊潰壓力與焦慮的法門

- 成功減重代表你會睡得較好，你也就比較不可能因為睡眠被剝奪而產生想要大吃大喝的衝動。
- 5:2 輕斷食之類的間歇性斷食法已經證實可以改善情緒，可能是因為提高了腦源性神經滋養因子的濃度（詳見第 47 頁）。
- 攝取地中海飲食的諸多好處之一，就是它對大腦的影響。澳洲食物與情緒中心（Food and Mood Centre）進行過多項研究，顯示進行地中海飲食可能會對焦慮和憂鬱症帶來巨大影響。[33] 其中更有一項研究指出，對於深受焦慮或憂鬱症所苦的人而言，連續十二週採行地中海飲食足以大幅改善他們的情緒。

- 雖然沒人知道確切的原因，但有些地中海飲食的成分（如魚類、橄欖油）經證實的確具有抗發炎的效果，同時也有越來越多證據顯示，許多憂鬱症的案例可能與「體內的免疫系統因應感染或壓力而導致發炎」有關。
- 運動也是一種很棒的紓壓方式，它會加速腦部製造感覺愉悅的神經傳導物質，如腦源性神經滋養因子及腦內啡。你不但能夠自行生成這些物質，還能藉此改善睡眠，繼而直接影響你的情緒。

## 正念練習

除了前述的方法之外，我還推薦你做正念練習。正念練習的種類繁多、各有不同，也有專門的課程，但我是透過 app 進行引導式冥想（guided meditation），而且多半在早上進行五至十分鐘。你就先嘗試以下簡短的固定動作來體驗看看吧：坐上舒適的椅子，雙手靜置於大腿上，輕闔雙眼，然後接下來的幾分鐘，試著專注在呼吸上。

1. 用鼻子吸氣，從一數到四，然後慢慢吐氣，也是從一數到四，不停頓也不屏息。
2. 持續進行三至五分鐘。

試著注意並感受你的氣息行經鼻孔、填滿胸膛，並使橫膈膜擴張又收縮；試著專注在這件事上，當你注意到自己開始發呆——這是會發生的——慢慢集中精神、回歸到自己的呼吸。這件事出奇地難，但就和任何練習一樣，你越做就會越上手。

如果你感到思緒紛飛、難以成眠，那麼，這也是一種讓你逐漸入睡的好方法。

你或許也想試一試以下練習法，這是我任教於英國牛津大學正念中心（Oxford Mindfulness Centre）的朋友提姆．史戴德（Tim Stead）所提供的。史戴德還出版過一本很精采的書，名為《相、愛、存：正念與靈性成長》（*See, Love, Be: Mindfulness and the Spiritual Life*，暫譯）。

## 練習品味葡萄乾

這是一種很典型的練習。你不是非要有葡萄乾才能進行；但若有葡萄乾，效果似乎特別好。

1. 取一葡萄乾置於掌心。
2. 現在，你只要仔細觀察葡萄乾就好。研究它的質地、色澤，還有光線照在它表面上的模樣。接著，拿起葡萄乾，於指尖滾搓。稍微壓一下葡萄乾，聞聞它，欣賞它。
3. 將葡萄乾放上舌頭，嘗嘗它的味道。請留意你在期待這道小點心時垂涎欲滴的過程。
4. 你一旦準備好，便咬下葡萄乾，留意它如何釋出氣味。你是經由口中的哪個部位才真正嚐到葡萄乾的味道？你會如何描述這種滋味？

5. 最後，吞下葡萄乾。

你可以用一杯咖啡、一口蘋果等任何食物或飲料做相同的事。這些全都可以讓你花上一時半刻，去真正地品味生活上的經驗。

## 練習善念

為了進行這項練習，找個僻靜、舒適的角落坐下，然後在腦海中覆誦這句話：「願我平安，懂得善念。」

起初，這感覺很怪，但你其實正在培養一種善待自己的態度。我們花了太多時間去聆聽腦海中那個不斷批評的聲音，透過這種方式，我們可以反擊。

## 練習浪子回頭

早晨的第一件事，就是拿起手機的鬧鐘，在當天隨機設定一個時間，然後待鬧鐘一響，就停下手邊的事，環顧四周。

此刻，注意你身在何方，周遭有誰，心中縈繞著怎樣的思緒。問問自己心情如何，當下的感受又如何？

查看身體的狀況，例如膝蓋有什麼感覺？思考一下你接下來想做什麼——不是你一向在做的那些事，或許是有點不一樣的。這項練習著重在調整你的日常事務，並讓你意識到自己是有選擇的。

## 在大自然裡練習正念

從事園藝是做點運動和紓解壓力的好法子。但要做這種心理練習，你不需要一整座庭院，你只要外出或到附近的公園找來幾朵花，並仔細地觀察就行了。我指的是真正仔細去觀察哦。你不必知道花名，只是選擇善用一時半刻去欣賞花的顏色、模樣，以及生長的方式。

你在這麼做的同時將會走神，並開始思考接下來自己得幹嘛，或者下一餐要吃什麼。試著把注意力一直回到花朵本身。幾分鐘就好。

練習正念不是萬靈丹，一定不是人人適用。比較脆弱的人在練習正念前應該特別小心，像是創傷後壓力症候群（post-traumatic stress disorder，簡稱 PTSD）的人。話雖如此，這樣做的人多半受益匪淺。

# Chapter 7

# 執行 800 卡斷食

800 卡斷食有三大階段：快速減重期、新 5:2 輕斷食，還有維持期。我不會明確規定你前兩個階段要持續多久，因為那完全取決於你想減重多少，以及你有沒有覺得哪個階段效果特別好，所以想繼續做下去。

雖然我推薦你先從「快速減重期」開始做起，但這也未必適合每一個人。你可以先從快速減重期開始，並在幾週後進展到新 5:2 輕斷食；又或者你發現自己在快速減重期收穫良多，因而想多持續一陣子。

接下來，我會簡單概述這三大階段與其中的原理，再詳述我們預期達到什麼成果，還有如何在生活中融入這整套飲食法。

**• 階段一：天天 800 卡——快速減重期**

你在這項飲食法的「快速減重期」，一天只吃八百卡。我建議你在這個階段最短持續兩週，但也能依據你的狀況還有你想減重多少，最長持續十二週。

你可以根據本書中的菜單，自己烹煮構成這八百卡的食物，或者食用代餐奶昔——如果你覺得這樣比較容易的話。我很清楚八百卡聽起來並不多，但我們所設計的這些菜單既有飽足感，且營養豐富。

由於這項飲食法低醣、低卡，所以應該會誘發輕微的酮症（你可以用尿液試紙檢測），而且幾天就會見效。

隨著你的身體由燃燒糖分轉變成燃燒脂肪，體內將會生成酮體，有助於抑制食慾。但因為你並不習慣，所以可能會頭痛或頭暈。這些症狀可能都是因為脫水導致的，應該很快就會過去。請容我稍後再詳述更多可能的副作用，還有如何一一克服的方法。

除了每天攝取的熱量減至八百卡，我還要推薦你納入限時進食的規劃。也就是說，你從一開始就以達成十二小時的空腹斷食為目標。我將在第 124 頁進一步說明。

### • 階段二：新 5:2 輕斷食——間歇性斷食

執行到某個時間點，可能是在剛滿兩週或再遲一些（取決於你的進展狀況），你會打算從快速減重期轉換成比較平緩的階段。也就是說，你從「天天八百卡」轉換成「一週只有幾天吃八百卡的間歇性斷食」。

在沒斷食的那幾天，你不必計算熱量，但得要小心控制份量，還要持續進行超健康的地中海飲食（關於這點，請參閱書後食譜）。

在這個階段，我會建議你縮短進食的時間區間，從十二小時減為十小時，盡量延長空腹斷食的時間；換言之，讓你的空腹斷食持續十四小時。這麼做的原因是，這將有助於維持並強化間歇性斷食帶來的效益，尤其是自噬與酮症。

### • 階段三：維持——成為一種生活方式

一旦你達成目標，就該進入維持期，而且這將會是另一個關鍵時刻。此時，你對自己所學到的一切已經很熟悉，卻也可能動念想要重拾過去的生活習慣。好消息在於，你奉行維持期越久，它執行起來也就變得越容易、越自然。

**800 卡斷食一覽表：**

| | 如何斷食 | 攝取什麼 | 何時進食 |
|---|---|---|---|
| 階段一：<br>快速減重期 | 每天八百卡，最長十二週 | 真正的食物（詳食譜）或代餐奶昔 | 限時進食 12:12 |
| 階段二：<br>新 5:2 輕斷食 | 每週兩天八百卡 | 八百卡那幾天：真正的食物（詳食譜）或奶昔<br>非斷食那幾天：控制份量的地中海飲食 | 限時進食 10:14 或 16:8 |
| 階段三：<br>維持 | 不計熱量，但或許每週斷食一天（6:1） | 健康的地中海飲食 | 限時進食 12:12 或 10:14 |

# 開始之前

我盡量讓這種飲食法很簡單易行，而且這有可靠的科學證據支持。但在你開始之前，我還是想要你先確定這種方法適不適合你。實行 800 卡斷食將會對你的體重和新陳代謝帶來強大、有益的影響，但它不見得適合每一個人，所以，請務必重回前頁，查看誰應該進行快速減重、誰不應該進行快速減重（詳見第 73 頁）。

## 檢測與目標

在你開始這項飲食法之前，先弄清楚自己的身體狀況是很重要的，這不僅能確保這項方法適合你、對你安全無虞，也將幫助你更積極進取，專注在你所期望達成的事。

倘若你嚴重超重或有其他健康問題，那麼，你或許就需要獲得醫療專業人士的支持，讓他們在過程中監督狀況，提供鼓勵。

### ♦ 你自己在家裡就能做的基本檢測

這些基本檢測包含體重、腰圍、靜止心率。

- 站上體重計，自行秤重。最好一早空腹進行。
- 量測肚臍附近的腰圍。
- 運動前第一件事：先測量靜止心率。
- 將數值記錄下來。

### ♦ 更精密的居家評估

血糖機會顯示你是否患有糖尿病前期或糖尿病，它是透過扎指取血來量測血糖值。有超過百分之三十的成人患有糖尿病前期（血糖偏高，但未達糖尿病的數值範圍），而且除非經過檢測，否則無從得知。同時，也有四分之一的第二型糖尿病病患不知道自己有糖尿病。

你可以從藥局或網路上購買一台血糖機。即便你沒有高血糖，這台裝置還是非常實用，因為它會顯示你的體內對不同食物的反應。我和克蕾兒在自我測試時發現，麵包和白飯會使我倆的血糖飆升。

還有一個你可能會想試試看的東西是尿酮試紙，你一樣可在網路上購得。仰賴扎指取血的測試想必較為精確，但尿液試紙較便宜，也較簡單。

營養性酮症是你在斷食後自然產生且令人嚮往的副作用。請注意，這與糖尿病酮酸中毒症（Diabetic Keto Acidosis，簡稱 DKA）截然不同，糖尿病酮酸中毒症是一種嚴重的急性併發症，亦即糖尿病患者血液中酮體的濃度高到危險等級，可能導致患者昏迷，甚至休克死亡。

還有各式各樣可能對你有幫助，但不是一定得做的醫療檢測，詳見第 213 頁。

### ♦ 認清你的目標

你一旦完成了評估與檢測，就會比較清楚自己想要達成什麼。比如說，你可能發現自己是糖尿病前期，所以想讓血糖恢復正常；或者你相當健康，只是內臟脂肪偏多；又或者你只是想穿得下幾件心愛的舊衣服。

**收穫**：你想從這項飲食法獲得什麼？減重？血糖下降？腰圍縮小？不再服藥？

**機會**：手邊有什麼能夠幫助你成功的資源和機會？親友？專家？一同節食的夥伴？類似 www.thefast800.com 網站上的線上論壇？

**方法**：你打算如何展開這項飲食法？採取哪些步驟能有助於達成目標？過去哪些管用？未來哪些有助於你堅持下去？你比較適合選擇哪幾天只吃八百卡、哪幾天不限制？

**留意成功的地方**：一天找一個時候，找尋量測值中的微小變化；感覺一下自己有什麼感覺、有沒有活力，活動程度大不大。留意並慶祝自己有哪些正面的小變化。

用筆記本記錄你的目標，列出一份「你想達成什麼」與「你規劃如何達成」的清單，然後製成薄板，黏在門上、冰箱上或浴室鏡面上。牢記你為何實行這項飲食法能夠在你感到消沉脆弱時，幫助你重新振作起來。

## 清空櫥櫃！

我們太過高估自己的意志力了，仰賴意志力正是這麼多飲食控制法失敗的主因之一。積習難改。想成功，就要營造出一種比較容易成功而不易失敗的環境。

所以，在你開始前，先擺脫家裡的垃圾食物吧，這就像自噬作用，清除廢棄、老舊的細胞，好為新細胞騰出空間。俗話說「眼不見為淨」，這句話太有道理了。倘若零食就赤裸裸地擺在你的面前，要你抗拒不吃實在太難了。

需要放棄、藏起來，甚至是丟掉的食物包括：

1. 大部分的早餐燕麥，因為它們不僅含糖，還經過加工（無調味的燕麥除外）。
2. 含糖蛋糕、餅乾及甜點。
3. 巧克力（可可含量超過百分之七十的黑巧克力除外）。
4. 零食，包括早餐棒／點心棒、洋芋片及果乾。
5. 現成餐點及罐頭湯品（添加糖的含量通常很高）。
6. 麵包、沒使用酵母的薄麵餅（flatbreads）或鹹餅乾。
7. 熱帶甜水果。
8. 果汁、加水飲用的甜果汁（cordials）、果昔及含糖軟性飲料。

9. 酒類。

家中的每一個人如果都很樂於丟掉這類食物，你會比較容易擺脫它們。但如果你的小孩或伴侶沒有實行這種飲食法，我建議你要求他們或其他家人替你把這些「美食小點」統統藏起來。

你甚至可以要求他們把這些放進上了鎖或者祕密櫥櫃裡，並確保你拿不到鑰匙。我知道這很瘋狂，但你若想吃零食想得不得了，你就會開始尋找。相信我，我就曾經如此。你得把垃圾食物當作毒品，你才不會把這種東西放在家裡。

## 冰箱、櫥櫃中貯存的十大健康食物

一旦你擺脫了垃圾，那麼就是進貨的時候了。家裡沒有任何食物，幾乎就和家裡都是垃圾食物一樣糟糕，因為最後你要不是吃起外帶，就是隨便找個地方去買零食。以下有十大必備食物，你在依據本書後方的食譜進行烹飪時，其中很多都會派上用場。

1. **一大瓶橄欖油**。大方點。烹飪時，使用橄欖油或未加工／初榨的菜籽油，並且備好一瓶特級初榨橄欖油，吃沙拉時使用。
2. **蔬菜**。許多蔬菜，尤其是菠菜、青花菜、羽衣甘藍、紅蘿蔔、彩椒、紫茄、番茄、小黃瓜和櫛瓜。你若覺得自己真的需要吃點東西，可以預先切好一些紅蘿蔔、芹菜或小黃瓜當作零食，並把它們放在冰箱的上層，這樣你只要打開冰箱就會立刻看到。

3. **水果**。你若想吃點甜的，水果是除了蛋糕、餅乾之外的最佳選擇，但請限制一天兩份，並在餐後食用，而不是當成點心，因為水果會抑止酮症（也就是身體燃燒脂肪的狀態）發生。請選用莓果、蘋果和西洋梨之類含糖較少的水果。
4. **全脂乳製品**。比如說，全脂的希臘活菌優格、乳酪和奶油。健康的天然脂肪會讓你飽得較久。當我需要來點零食，那就會是一小塊乳酪配上幾片西洋梨。
5. **無鹽、無糖堅果及種籽**。要盡量攝取不同的種類，如杏仁、腰果、巴西堅果、核桃、葵花籽、松子、奇亞籽和芝麻。為了增添風味，可以烘烤堅果存放在罐子裡。堅果富含餵養腸道菌叢所需的纖維，同時也是健康天然脂肪的絕佳來源。但食用一小把就好，不要過量。
6. **全穀物**。如糙米、野米、藜麥或珍珠麥。與其選擇白飯及麵食，你可在餐點中加入少許這類全穀物。盡量完全不要碰麵包。這很難，但吃全麥的麵包也不可能減少血糖飆升。你若非吃不可，那就偶爾來片全穀物的種籽麵包或黑麥麵包。
7. **蛋類**。我家總是隨時備有蛋，而且一週裡很多天的早餐都會吃蛋。蛋不僅是絕佳的蛋白質來源，還會讓你飽得久一點。我的孩子們可都是生吃呢！（有人告訴我，這可是健身良方。）

8. **多脂魚**。你很適合用蛋搭配煙燻鮭魚當早餐；罐裝鮪魚也可作為很棒的點心或是午餐的選擇；煙燻鯖魚則是超容易準備，而且風味濃郁。你每週的目標是攝取多脂魚二至三次。
9. **豆類和扁豆**。豆類（含豆莢）不管是乾燥、罐裝或預煮包裝好，都富含植物性蛋白和營養素，而且通常在淋上橄欖油時風味最佳。在燉煮後的料理、生菜沙拉及烘烤過的食物中偷偷地放入一小把吧。它們是絕佳的纖維質來源，對於維持腸道菌叢的健康不可或缺。
10. **氣泡水及花草茶**。蘇打水可在不添加任何熱量的情況下，協助你緩解飢餓所帶來的折磨。你還能加入檸檬片、萊姆片或小黃瓜片增添風味。花草茶是含糖飲料的替代方案，非常實用。你會在大部分的超市中找到多種口味的花草茶。至於涼掉的花草茶，則請放入冰箱冷藏。

## 告訴所有人

別搞得神祕兮兮的，告訴你的親友，你即將展開這種飲食法，而且你很需要他們的支持。沒錯，最終是你掌握自己吃些什麼，但朋友如果不在你喝咖啡時慫恿你配個蛋糕，這也是很有幫助的。大家如果知道你正在實行這種飲食法，以後在你身邊吃東西的時候就會考慮一下，不會提供你小點心，或是大剌剌地把誘惑攤在你的面前。

讓周遭的人了解到你為何進行這項飲食法，還有你想要達成什麼目標，這些都非常重要。鼓勵他們和你一起試煮那些食譜吧，其中大多附有非斷食日該如何調整的訣竅。雖然他們不必遵守每天八百卡的法則，但你們能夠一起做得越多，那就越棒。和他人討論營養相關的話題，可以強化你對「不同的食物可能如何影響健康」的理解。

## 問答集

### 我應該一開始就執行「天天 800 卡」嗎？

你所必須做出的第一個決定，就是你想從天天 800 卡開始，還是從新 5:2 輕斷食開始。這取決於你的動機，還有你想減重多少。當然，天天 800 卡的好處在於你將會大幅減重，令你振奮不已，但你得先確定自己樂於嘗試才行。我建議你在這個階段先堅持兩週，之後再重新評估（詳後述）。

### 我應該從真正的食物開始，還是從代餐奶昔開始？

有些人認為喝代餐奶昔是「作弊」，有些人則認為這真的很有幫助——尤其在一開始——因為你就不必思考每一餐要買什麼、要煮什麼，也不必費心計算熱量，或在那幾餐內有沒有獲得所有的必需營養素。此外，當你一早趕著出門，或是上班帶便當，代餐奶昔都會是一種快速、簡易的解方。

對於這點，我可是非常實際的。你若偏好嘗試用真正的食物進行天天 800 卡，那麼，這正是本書菜單的目標所在；反之，如果你有幾餐想用奶昔來取代，你可以去 thefast800.com 網站，我在網站上推薦了許多品牌，這些都比較適合低醣的地中海飲食。

不幸的是，許多代餐奶昔都含有添加糖、人工香精，而且碳水化合物的含量高得讓人意外。你若想採用代餐奶昔的方式，就該選定低醣、高蛋白，並含有足量脂肪及適量纖維的那種。

### 我應該補充維生素嗎？

本書裡的食譜能保證你攝取到所有必需的礦物質及維生素，但特別在斷食的那幾天，為了保險起見，你可以選擇可靠的品牌攝取，或是吃些魚油補充劑。

## 階段一：會發生哪些事

我要提醒大家，你若已經決定要從天天 800 卡開始，就要嚴格遵守一天八百卡，天天如此，至少兩週。這將會帶來一些變化，令許多人印象深刻、極度振奮。切記，如我先前所言，你在早期減重多少，將會有效地預測你從頭到尾減重多少。

### 順利度過頭兩週

頭一兩週可能是最辛苦的，因為你的體內正在適應較少的熱量、「切換代謝的開關」，然後燃燒較多的脂肪、較少的糖。這樣是很棒，但也可能產生副作用。於此期間，你也正在適應用不同的方式攝取食物、準備食物，所以感覺起來可能就像在迎接多重挑戰。

話雖如此，多數人都覺得每天固定只攝取八百卡出奇地順利，也對於飢餓感消退得這麼快速很訝異。

我的朋友狄克想要扭轉第二型糖尿病，所以採用了這項飲食法，他在頭兩週瘦了七公斤，並在僅僅八週內瘦了十四公斤。三年後，他不但沒復胖，血糖更在他沒服藥的情況下完全保持正常（他的醫師非常訝異）。

他的祕方是？「我只吃真正喜歡的東西，像是義大利麵，但份量很少。我密切追蹤自己的體重，不讓體重攀升，頂多是在耶誕節前後胖了二至三英磅（約〇．九至一．三公斤），但肯定馬上就瘦得回來。」

## 副作用

當你進行天天 800 卡，你就會像狄克那樣，開始快速、大幅減重。你所減下的有些是脂肪，但起初你也會排出許多尿液。除非你持續補充大量水分，否則這可能會讓你感到頭暈、頭痛、疲憊。

這也就是我為何鼓勵大家要多補充水分。特別是如果你平常不吃鹽，那麼就試著在食物中加點鹽吧。攝取含有鎂、鉀和維他命 B 的營養補充品也有幫助。

你喝什麼取決在你，只要不含熱量即可，像是白開水。我偏愛冰開水，也很愛加點檸檬的氣泡水。水果茶也不錯。你還可以偶爾來杯咖啡（只能加點牛奶）。有些人喜歡平淡無味的熱開水，但很妙的是，有證據顯示，飲料熱熱的就有減緩飢餓感的效果。你要是非喝氣泡飲料不可，就喝零熱量的吧，但可別喝果汁或果昔。

## 如何納入限時進食

你真的要試試看限時進食。一開始，我會盡量在十二小時的時間區間內吃進八百卡的熱量，可能是晚點吃早餐、早點吃晚餐，好延長一般夜間斷食的時間。我發現自己在這麼做的同時，其實也讓整個飲食法變得容易多了。

晚點吃早餐最大的問題在於，你可能要花點心思在辦公室附近找尋合適的低卡食物。倘若如此，你可以考慮把早餐（或代餐奶昔）帶去上班，一邊吃一邊工作。切記，在你清醒時，開水、紅茶、花草茶、黑咖啡，你想喝多少就喝多少，只要避開含有熱量的食物或飲料就行了。

花個幾週讓自己習慣在十二個小時內進食，之後再試著進一步縮短進食時間區間。

## 運動

若你已經有規律的運動計畫，請持續進行；若你沒有，這正是開始的好時機。起初，先快走幾趟（沐浴在早餐前的晨光中最理想），做些深蹲、伏地挺身之類的輕度阻力運動，幾週後再增加頻率與強度。運動將會改善你的睡眠、幫助你快點進入酮症狀態，也代表你能提升這項飲食法所帶來的效益。你不該把運動當成吃更多的藉口，也不該把「正在控制飲食」當成停止運動的藉口。適度運動。但如果你接下來幾週內有跑馬拉松的計畫，就先別開始斷食。

## 如何應付吃東西的衝動

頭兩週，你想吃東西的衝動最強，之後這類衝動就會消失——真的！以下的簡單清單有助於強化你的決心。

1. **剔除誘惑**。你確實做到這點了嗎？丟掉家裡誘人的小點心會讓對抗進食的衝動變得容易多了。
2. **記住你這麼做的原因**。這就是為何目標明確如此重要。800卡斷食的優點之一，就在於人們真的很快就能看到、感受到重大的轉變。倘若你超想吃那塊蛋糕或那片吐司，請先暫停一下，吸氣、吐氣若干次，再想一想那幾件你就快穿得下的衣服，又或者想一想，你聽到自己的血糖回復正常時會多開心，再想一想，當斷食計畫結束時你整個人會感覺多棒。
3. **試著去了解你對某樣東西為何有進食的衝動**。是因為你覺得無聊嗎？其實你是渴了，而不是餓了？也許你是覺得累了，只需要暫時休息一下？我發現，我在疲累或有壓力時，第一個直覺就是伸手拿零食來緩解這種不適。請轉移你的注意力吧。
4. **告訴自己「會過去的」**！快走或是閱讀雜誌常有助於轉移思緒。啜飲一口花草茶、唱唱歌吧。會過去的。
5. **善用代餐奶昔**。你若從一開始就覺得「遵照食譜」和「計算熱量」的整個過程太過嚴苛，那麼，其中幾餐請用奶昔代替，你就會感到得心應手。
6. **充分利用你的後援**。在某個時候，你一定會聽見內心有聲音要你找理由中斷這種飲食。「這次就好。」我們在最脆弱時都是如此，但此時最重要的，就是仰賴後援機制，來協助你避開誘惑並遠離「惡意的破壞者」。

另一方面，你若真屈服了，也別把這當作全盤放棄的藉口。請你重新振作，再次出發且持續前行。

## 頭兩週過後，捫心自問的幾個問題

兩週後正是評估事情進展得如何的良機。這項飲食法是否達到你預期的效果了呢？你感覺如何，你還應付得來嗎？

你若感覺良好，那就繼續下去。在 DIRECT 研究與 DROPLET 試驗中，多數人都貫徹執行每天八百卡八至十二週，不過，這取決於你究竟感覺如何。

1. **你有瘦下來嗎？**滿兩週時，你減重的速度大概就會減緩，但應該還是算快。根據臨床試驗，執行天天 800 卡兩週後，應會平均瘦下四公斤左右；若執行 5:2 輕斷食，應會瘦下一・五公斤。

   你若沒瘦下很多，請確認你是否如實堅守八百卡的法則，而且沒偶爾偷偷吃零食！本書後方的食譜將會告訴你八百卡是什麼模樣。

   現在，你應該已經進入營養性酮症，可以確認一下你是否正在生成酮體（利用尿酮試紙）。倘若沒有，你或許就得吃更少碳水化合物，才能達成。至於必須少到什麼程度，則是因人而異。

2. **你較能掌控食慾了嗎？**多數人都回報滿兩週時就比較不餓了，進食的衝動也較為減弱。倘若你仍三不五時感到飢餓，那麼，請確認你每天吃進至少五十至六十公克的蛋白質，因為欠缺蛋白質是飢餓的主因之一。
3. **你感到頭暈或虛弱嗎？**人體在適應燃燒酮體時，這是可能發生的，有時人們稱之為生酮不適症，症狀包括心情起伏、易怒與眩暈。這就像感冒，會過去的。

   你若還沒服用營養補充品，我會推薦你選用含有適量的鎂、鉀、維他命 B 和維他命 D 的那種。上述任何一種營養素過低，都會引發疲勞。

   也許你只是脫水。你應該喝進足夠的水分，好在一天中排出至少五六次大量的尿液。

   你若有更嚴重的症狀，如發燒、嘔吐或頻繁且／或長期的腹瀉，那麼就該馬上中止這項飲食法去看醫生。
4. **你有便祕嗎？**倘若如此，我會建議你不但要攝取額外的水分，還要多吃點富含纖維質的食物，如葉菜、菠菜、羽衣甘藍、青花菜、白花椰等非澱粉類蔬菜，以及黑莓、奇亞籽或亞麻籽。你或可考慮從藥局買罐寶纖（Fybogel，即天然的可溶性纖維），或是默維可（Movicol）、樂可樂（Lactulose，即乳果糖）之類的滲透性緩瀉劑（osmotic laxative），它們能幫助腸道吸取更多水分、軟化糞便。

5. **你睡得好嗎？**若不，你或許可以延後吃正餐的時間，增加活動量，並每天外出曬曬太陽。如果可能的話，每天兩次最好。這會重新設定你的生理時鐘，並且改善你的情緒。
6. **你有口臭嗎？**有些人的呼吸會開始產生酮體的甜果香，聞起來有點像指甲的去光水，這很正常，顯示這個飲食法起作用了。定時刷牙，不畏艱難地繼續前行吧！
7. **你的心情如何？你應付得來嗎？**你有時候也許會感到煩躁、又怒又餓，但我這裡問的是長時間的心情低落。倘若如此，請務必找人談談，或者尋求專業的建議。

## 你若覺得這項飲食法太過嚴苛……

比方說，你若三不五時就出差錯，那麼或許可以考慮把步調放慢一點：

- 有些人覺得 2:5 比較容易。你在週間五天斷食，然後在週末兩天健康地吃，不去想太多卡路里的事（但要堅守地中海飲食的原則）。
- 也許你可以換成新 5:2 輕斷食，一週內任選兩天斷食，然後其餘幾天健康地吃（詳見第 113 頁）。
- 也或許，你想完全停止任何飲食控制，休息一下。雖然這聽起來很違反直覺，但一如 MATADOR 研究所顯示，定期停止飲食控制，亦即「間歇性節食」（intermittent dieting），可能會比辛苦苦撐更加有效。

## ♦ 間歇性節食：MATADOR 研究[34]

為了進行這項研究，研究人員隨機將四十七名肥胖的男性分成兩組，一組持續進行低卡飲食十六週，另一組則分段進行低卡飲食（即間歇性節食）。

他們要求分配到所謂「間歇性節食」的人先節食兩週，之後回復均衡的飲食兩週，接著再節食兩週……以此類推，總共進行三十週，因此，這些人實際節食共十六週，和持續性節食者一樣久。

這兩組在實驗一開始、結束，及實驗結束六個月後，全都接受檢測。

結果呢？實驗的第一階段結束時，規律、穩定持續節食的那組平均瘦了九公斤，間歇性節食組平均瘦了十四公斤。

六個月後，當他們再度接受檢測，常態節食者大多復胖，間歇性節食者卻沒有復胖。

最終的數字顯示，持續性節食者平均瘦了三公斤，間歇性節食者平均瘦了十一公斤。換言之，施行間歇性節食整整多瘦了八公斤，令人印象深刻。

為什麼呢？很可能是分段節食有助於擊敗節食所帶來的倦怠感。研究人員也發現到，奉行「正常兩週、忌口兩週」的那些人，不但瘦得較多，也瘦下較多的脂肪並保有較多的肌肉，所以他們的代謝率也下降得較少。

到了實驗的尾聲，在減重相同的基準下，相較於那些持續性節食的男性，施行間歇性節食的男性每天平均多燃燒三百九十卡。澳洲雪梨大學（University of Sydney）的阿曼達・聖斯伯利（Amanda Sainsbury）教授正是此項研究的首席研究員之一，她告訴我，她自己就是透過間歇性節食來減重的。「只要應付得來，我就會儘量拉長節食的時間，通常是兩週左右，有時則是十天，之後再正常進食。」

這是一個相對小型的試驗，而且實驗對象清一色是男性。澳洲塔斯馬尼亞大學（University of Tasmania）的研究團隊針對女性進行了一項規模較大的研究，研究結果在二〇一九年公布。⑨

## 階段二：轉換成新5:2輕斷食

如果你一開始就採行天天 800 卡，你的減重過程就會很順利。要在何時邁入第二階段的「新 5:2 輕斷食」完全取決在你。有些人覺得兩週的快速減重已經夠了，有些人則想在第一階段停留久一點，這些都依你的目標而定。但無論是哪一種，你飢餓的程度和進食的衝動應該都會減緩不少。你應該也會感到更有活力、更輕盈，也更加靈光。人們甚至會開始說你看起來很健康。

你可以在任何你覺得合適的時候，轉換到第二階段。在只吃八百卡的那幾天，你要持續利用本書所收錄的低卡食譜（或者，你比較喜歡混合搭配代餐奶昔和原型食物也行）；其他日子，你則是

---

譯註⑨：研究結果顯示，相較於持續性節食，間歇性斷食更有利減重和減體脂肪，並且改善整體及低密度脂蛋白膽固醇。資料來源：https://pubmed.ncbi.nlm.nih.gov/30569640/

可以正常吃，但要吃得健康，也就是，在不計算卡路里的狀況下，貫徹低醣、低精緻糖的地中海式飲食。

## 如何選定哪幾天只吃八百卡

常常有人問我，在進行新 5:2 輕斷食時，是連續兩天都只吃八百卡比較好，還是分開比較好。理論上，連續兩天可能會讓你漸入佳境，因為你會在第一天進入酮症，並在第二天全面處於酮症狀態；有些人也覺得一鼓作氣比較方便，但有些人則是偏好分開。最終，你仍得找出哪種對自己最適合。重點是，你一旦選定了日子，就應該盡量貫徹到底。變更斷食日意謂著你較不可能如實執行。

## 只吃八百卡的那天要在何時攝取熱量

人各有別。我在進行新 5:2 輕斷食時，偏好用兩餐吃進大部分的熱量，只留下一點熱量額度給小點心。我會比較晚吃早餐，略過午餐，並以早一點吃晚餐為目標。你不難從書中的菜單看出，我們所提供的選擇很多。你可以吃早、中、晚三餐，每餐份量較少；或是把熱量攤成兩餐，然後每餐的份量較多。試試不同的方法吧，直到你找出最適合自己的那種。

## 非斷食日吃什麼

我們在好幾道食譜納入了「非斷食日」的選項，好讓你在「正常」的那幾天更容易攝取到健康的飲食。我們教你如何額外「加菜」，例如增加蛋白質（詳見第 197 頁），或是如何添加全穀物

（如糙米或藜麥）、扁豆與豆類。有時，你能納入一片全麥種籽或酸種麵包，甚至偶爾飯後來個布丁，或是來份水果；有些食譜的份量還能直接加倍就好。我們也教你如何額外添加非澱粉類的蔬菜或調味過的沙拉，讓菜色變得更豐盛。

## 如何結合新5:2輕斷食和限時進食

如果你本來就有執行限時進食，你可以維持自己目前的作法（可能是 12:12 或 14:10），或許，你可以進階到更嚴格一點的，像是 16:8。提醒你一下，這就表示你一整夜都不攝取任何含有熱量的飲食，長達十六小時。

如我在第三章所言，斷食越久，斷食帶來的效益就越強大，只不過要貫徹到底比較困難。

人們進行 16:8 最普遍的方式之一，就是不吃早餐，至少等到正午十二點才吃，在那之前則可以喝紅茶、黑咖啡、大量的開水，但沒有實質的熱量。你若認真想要實施限時進食，請務必盡量在就寢至少三小時前吃進最後的熱量。

同樣的，在不進食的夜晚裡，你可以放心喝開水、花草茶等等零熱量的飲料，想喝多少就喝多少，但顯然不能喝酒！

實際上，我的建議是，你在試圖減重時，請一併試著減少，甚至完全不碰酒類。酒類對飲食控制者不利，列舉原因如下：

- **酒類會削弱你的意志力**。我發現自己一旦喝了酒，本來就相當薄弱的意志力會幾乎消失殆盡。

- **酒類令你嘴饞**。我一喝酒，就抗拒不了洋芋片。
- **酒類的熱量極高**。在此，請牢記幾個數字：一大杯葡萄酒（兩百五十毫升）或一品脫的啤酒（約四百八十毫升）約有兩百三十卡，接近你吃進一小條巧克力或冰淇淋的熱量。

## 問答集

### 我要是沒瘦呢？

當你轉換到新 5:2 輕斷食，你應該會以每週一至兩公斤的速度持續減重。如果沒有，請保持耐心、拭目以待；但若真的沒有發生，你也還沒減重成功，那麼，我會建議你嚴肅檢視一下自己在非斷食日都吃些什麼。拍照。記錄。完整記錄下一切。上我們的網站和網友們聊一聊吧。

當然，你的另一個解決辦法就是增加只吃八百卡的天數。我有個朋友從新 5:2 輕斷食開始，後來發現自己瘦得沒有想像中快，就換成 2:5 輕斷食，在週間五天全都攝取八百卡，然後到了週末兩天才大快朵頤。不然，為了啟動體內的機制，你也可重拾「天天 800 卡」，並且持續一陣子。

### 月經期間斷食安不安全？

你若是懷孕中或哺乳中，就不該斷食；另外，除非你在月經期間流量特別多，人也格外不適，否則你毫無理由說自己這段期間不能一天只吃八百卡。你在經期中若有上述情況，就有必要檢驗血液中鐵質的含量，含量如果偏低，就要補充鐵劑。

## 斷食會不會影響睡眠？

特別是頭兩週，有些人會與飢餓感搏鬥，進而擾亂睡眠，但我發現納入限時進食改善了我的睡眠。為什麼？潘達博士認為，這或許是因為人在入睡前，身體的核心溫度會開始下降，暗示大腦該是睡覺的時候了。但如果在你就寢時，身體還在努力消化食物（消化一頓大餐可能要花好幾個小時），體溫就不會下降，你也無從一夜好眠。

## 運動呢？

就跟在「天天 800 卡」的第一階段一樣，這個階段的你也應該盡量加入一些我在第五章推薦的運動。動起來不但是讓自己分心的好法子，還會改善你的情緒。

有越來越多的證據顯示，限時進食與運動一起實施將會強化它所帶來的效益。這種方法在運動員和健美人士之間很受歡迎，因為他們發現，這能讓他們減去脂肪卻保有肌肉。在近日的一項研究中，研究人員找來了年輕又健康的男性隨機分配，進行試驗，結果顯示連續八週施行 16:8 飲食法的人雖然減去了大量的脂肪，卻也維持得和沒斷食的對照組一樣健壯。[35] 這可能是因為整天十六個小時下來啥都不吃，給了身體時間修復粒線體（一種宛如電池、帶動肌肉的微小結構）。隔夜空腹的時間拉長，也確保老舊、受損的肌肉細胞已經被分解且由新的細胞取代。

## 階段三：把減重當作一種生活方式

一旦你已經達成目標，好好慶祝吧。告訴你的好友這個好消息。你已經完成某件真的相當艱困的事，而且再也不想重回以前的日子。如果你遵循了這個計劃，你就已經做出了改變，這些改變將引導你迎向長遠的成功：

1. 你將會感到越來越好，越有活力。你將會更幸福、更快樂、更輕盈，甚至更有自信，感覺一切又重回掌握之中。
2. 你將會大幅、快速地減重成功。如我先前所言，大幅且快速減重能夠有效預測你長期下來是否成功。
3. 藉著施行低醣的地中海飲食、持續運動養生，你將會保持肌肉量，繼而維持新陳代謝率。
4. 既然你已經擁抱低醣的地中海飲食，如今你可以適當融入一些「點心日」，但請審慎以對。偶爾幾次失誤無傷大雅，但你若重回以往的生活，也就會回到之前的體質。
5. 你都已經成功做到新 5:2 輕斷食了，也就沒有理由不繼續長期貫徹 5:2 或 6:1 的輕斷食。尤其當你很滿意現在的體重、還不覺得間歇性斷食帶給你太大壓力的時候，6:1 輕斷食（一週斷食一天）會是讓你保持身體健康的絕佳選擇。
6. 但願你會發現到限時進食很適合你，而且你若想長期繼續下去，也沒有任何理由說你不該持之以恆。儘管偶有閃失，但多數人都覺得 10:14 和 12:12 是可行的。如果你不小心在深夜飲食、吃了零嘴，那麼，隔天就晚點吃早餐吧。

7. 你已經取得未來的健康效益，這相當振奮人心。藉著減去內臟脂肪和改變飲食，你已經降低未來罹患多種慢性病的風險。高血壓的人說自己的血壓大幅改善；很多第二型糖尿病或糖尿病前期的人告訴我，他們在沒有服藥的情況下，血糖就回復正常；脂肪肝的人應該也已目睹自己的肝功能有所變化——快速減重是目前治療非酒精性脂肪肝疾病（Non-Alcoholic Fatty Liver Disease，簡稱 NAFLD）唯一有效的方法。間歇性斷食已經證實會減少發炎，改善關節炎、濕疹、牛皮癬和哮喘等病情；但願你膽固醇的數據看上去也有進步。
8. 你已經擁抱一種嶄新的生活方式——一輩子適用。對許多人而言，只要嚴格遵守相對低醣的地中海飲食並掌控份量就夠了。但若事情變糟，你完全知道該怎麼做……

那麼，為了確保長遠的成功，你還能做些什麼？不用說，在接下來的幾個月裡，你無論在家或在公司都會面臨挑戰，但試著別被它們擊垮。你成功減重越久，維持這件事也就變得越容易。

以下列舉我和其他人為了堅持下去而採用過的一些有效策略：

- **家裡不放垃圾食物**。這是成功節食者的頭號策略。不管你的意志力有多堅定，不管你有多久沒有自己吃掉一桶冰淇淋，「手邊有食物，你就會吃掉它」的風險一直存在。一名卓越的外科醫師最近告訴我，他在被同袍笑稱「肥霸」（Fat Bastard）⑩後採用斷食法瘦了二十五公斤。如今，他成功減重，並有許多保持苗條的簡單原則，其中包括「家裡不放甜食」、「只有看電影才吃冰淇淋」。由於他幾乎不看電影，所以這也就不成問題。

- **定期自我秤重**。讓人驚訝的是，有大量研究顯示，定期自我秤重是維持減重的最佳方式之一。每天會比每週好，每週又比每月好。在最近一項大規模的研究中，研究人員找來了一千七百多人並追蹤他們兩年多，結果到了試驗的尾聲，他們發現到，每天秤重的人比每月秤重的人平均多瘦了六・五公斤。[36] 我早上一起床，多半會先給自己秤重。我很清楚我的體重會隨著脫水的程度上下起伏，但當體重數字開始明顯攀升，我就會加以因應。
- **一旦飲食控制期結束，就給自己買套新衣**。你值得在辛苦過後犒賞自己一番，而且全新的衣裝也會助你保持警覺。戴維在十二週內瘦了二十幾公斤、扭轉了自己的糖尿病病情，如今他用他很喜歡的某件襯衫來評估自己恪守新的生活習慣到什麼程度。他告訴我，一旦襯衫開始變緊，他就知道該多斷食一點了。
- **你若真的開始變胖，就得盡快採取行動**。變胖好幾公斤以上

---

譯註⑩：電影《王牌大賤諜二部曲：時空賤諜 007》及《王牌大賤諜三部曲：夠 MAN 吧》中的反派虛構人物。

很有可能導致絕望和誇張的復胖，不過與其自責，不如採取行動。重回 800 卡斷食，並利用仍舊放在櫥櫃裡的代餐奶昔阻止自己復胖吧。

- **活絡筋骨**。除了定期自我秤重，多數成功的長期飲食控制者也提到要增加活動力。好消息在於，當人們減重，他們會覺得散步或騎單車等活動變得更容易，也更享受多了。
- **自我監測**。如果你決定採用這項飲食法的原因之一是血糖過高，那麼，定期使用扎指取血的血糖機進行自我檢測就非常管用。有不少透過快速減重而成功扭轉第二型糖尿病的人把「害怕第二型糖尿病復發」當作一種強大的動力；而我，則是一直密切關注自己的血糖、血壓和體重。
- **加入網路社群，並分享數值**。美國西北大學（Northwestern University）的一項研究指出，線上節食者的社會鑲嵌度（social embeddedness）甚高，這些定期登入、記錄體重並和其他成員交朋友的人長期下來瘦得最多，而且維持不復胖。[37] 身為其中的一名研究人員，路易斯・阿馬拉爾（Luis Amaral）博士指出：「當你監測自己的體重，就代表你已經投入這件事了；假如你還跟其他網友交流，甚至就更投入這件事了，而且當你需要支援時很快就能獲得支援。」
- **朋友、同事或伴侶若是過重或肥胖，試圖說服他們試試看這種飲食法**。我們都是社交動物，往往會模仿周遭的人。曾有一項研究顯示，相較於獨自減重，和伴侶一起減重的人較不可能復胖。[38] 你的伴侶會是你的最佳盟友（我的伴侶便是如此），不然就是偶爾讓你破功。倘若你的伴侶不支持你，那麼，找到朋友或網路社群幫助你度過難關也就更重要了。

- **盡量都坐著好好吃一餐，切勿邊走邊吃**。從冰箱拿東西吃、替孩子們沏茶、清光他們餐盤裡的食物、在超市裡閒晃，或是拿到一片罕見的高檔乳酪，這些都算。這些吃零食而不吃正餐的時刻累積下來都會造成影響，而且是不良的影響。
- **平日外出工作和走動時，找健康的食物來吃**。不要覺得提前準備食物很難為情。自帶便當會比點心吧的東西來得健康，還會替你省錢。
- **放入餐盤的食物少於你覺得自己吃得下的量**。你若還是覺得餓，休息一下再加菜；你若真的很想再吃，盡量吃些非澱粉類的蔬菜。你吃下肚的食物需要經過一段時間才能到達小腸內發出「夠了」訊號的受器，因此你吃得越快，也就吃得越多。堆滿餐盤會刺激你過度進食。
- **秉持正念**。我在前面的章節探討過正念練習，還有你整天下來能夠維持正念的不同方式。近日有一項針對十九份研究所進行的分析指出，在生活中穿插正念練習有助於減重，還會減少肥胖相關的飲食行為。[39] 真的去試一試吧。
- **做紀錄**。美國奧勒岡州波特蘭市的凱瑟永久健康研究中心（Kaiser Permanente Center for Health Research）曾經進行一項規模最大、為期最久的維持減重試驗研究，其中顯示每天記錄飲食的人減掉的重量，是那些不記錄飲食的人所減掉的兩倍。[40]這個「記錄飲食」的簡單動作似乎能夠促使人們攝取較少的熱量。你只要在手機或筆記本裡匆匆記下就行，不必太過複雜。你可以發送記錄每一餐的電子郵件給自己，簡訊也行。「反思你吃了些什麼」的過程才會讓你意識到，自己或許正悄悄陷入怎樣的壞習慣裡。

- **以睡眠優先**。大部分的人晚上至少需要七至八小時的睡眠。倘若你的睡眠少於這個時數，還勉強硬撐過去，你的飢餓感和進食的衝動就很可能加劇，尤其是針對高醣、高卡路里的食物。一夜好眠就是為了建立起規律的生理時鐘，在這樣的生理時鐘下，無論週間或週末，你每天都會在差不多的時間就寢、起床。睡眠過少將會增加你的壓力荷爾蒙，讓你更加飢餓、更可能過度進食，反而讓你睡得更少，形成一種惡性循環。
- **最重要的是，提醒自己為何這麼做**。我希望有個健康的老年，偕同親友享受人生。這也就是為何減重對我來說如此重要。無論你的動機為何，你都要時時提醒自己。重新檢視你最初的目標。減重、不復胖是我所做過最困難的事情之一，但我成功了。你也能。這就和養成新的習慣一樣，假以時日，真的會越來越容易。祝大家好運，在 thefast800.com 讓我們知道你們進展得如何吧。

# Chapter 8

# 重量級的我

一如引言，我在為本書做研究時，藉著先增胖再看自己多快可以瘦下來，以充分檢驗 800 卡斷食的效果。我向來秉持一個原則，那就是我該身先士卒、嘗試自己所推薦的計畫。

開始前，我做了各式各樣的檢測，包括測量空腹血糖、血壓、體重及腰圍。

這些檢測顯示我基本上很健康。我的體重是七十八公斤，腰圍八十一公分，血糖、血壓也都很標準——那麼，為了實驗，該是破壞一切的時候了。

在增胖的時候，我還是維持相對健康的飲食法，但增加澱粉的攝取量，吃了更多的麵包、馬鈴薯、白飯和麵食，偶爾還有餅乾。

我的日記是這麼寫的：「自從我展開實驗已經過好幾週了，而令我最驚訝的是，截至目前為止我居然只胖了一點點。我想，我的身體才剛剛適應目前的體重，而且正在抵抗我想要囤積脂肪的意圖吧。這或多或少讓我非常安心。我可以習慣這種新的生活方式。」

好景不常。

「如今，實驗已經過了一個月，體重計的指針開始移動，我的血糖值也開始升高。最怪異也最讓人忐忑不安的是，我真的又開始衝動地想吃甜食。我發現自己路過店家時，幾乎不可能不走進去購買一小條巧克力。克蕾兒還說，我又開始打鼾，而且會突然停止，令她十分焦慮。」

最後，我幾乎花了四個月才胖了六公斤多，而且此時此刻，體內的崩壞才真正開始發生。我的血糖幾乎回到了糖尿病的範圍值，腰圍胖到九十四公分，血壓也落入了危險區，而且我老是覺得餓。

那段期間，我忙於拍片，很擔心人們會注意到我胖了不少，並問我怎麼會讓自己變得這麼不修邊幅，結果都沒人問起。可能是因為我雖然胖了，但主要胖在內臟；穿著寬鬆的襯衫可能也有幫助。

我太太告訴我，我開始看起來變老了。我睡得很差，覺得越來越憂鬱。

所以，我在希臘縱情地度過最後一個夏日假期後，便開始認真減重，展開天天 800 卡的計畫，一天只吃八百卡，並使用本書收錄的食譜。

我還納入 12:12 的限時進食，規劃在晚上八點前進食完畢，之後就啥都不吃，至少等到隔天早上八點。

後來進展如何？

呃，起先我很害怕，但其實比想像中容易。也許因為我已經習慣偶爾斷食，所以每天只吃八百卡並不如我所想的那麼有挑戰性。我很清楚會遭遇什麼狀況，這點幫助很大，而且我想，身體已經習慣怎麼去「切換代謝的開關」。一開始，我是真的很餓，還有點煩躁，但過了幾天，那些進食衝動和突如其來的飢餓感就消失了。大部分時候。

由於我正試著把這個快速減重飲食法納入忙碌的拍片行程中，所以我得結合「出門在外喝代餐奶昔」和「在家運用本書食譜」這兩種方法。即便有些場合得要應酬，我仍會努力做到只吃魚類和蔬菜。

我瘦得很快，新陳代謝的變化也令人刮目相看。頭四天，我就瘦了二・七公斤，其中有些是水，然後血糖、血壓也降了下來。我天真地試著收緊皮帶看看，但還辦不到。

我持續運動，但我確實留意到長距離的散步或慢跑都變得比往常更困難。 雖然我處於輕微的酮症狀態（我用過尿酮試紙檢測），但我的活力程度的確較差。

我又開始咕嘟咕嘟地喝起大量的開水和紅茶，所以頭痛啦便祕啦都不再是問題了。

我也有過悲慘的時候。有次晚上十點，我一整天啥都沒吃，就這麼被困在火車的月台，四周空無一物，只有一台巧克力販賣機。我很慶幸自己剛好沒有零錢，否則我很可能就會屈服。

我也有過閃失。有天傍晚，我給自己放個假，所以喝了幾杯葡萄酒，還吃了過量的乳酪；還有一次，我屈服於一片熱騰騰且抹上奶油的烤土司，接著一片又一片。但整體看來，我貫徹到底，並沒放棄。

兩週後，我成功瘦了近五公斤，血糖、血壓也都回復正常。我原本大可持續進行快速減重的計畫，但我想了想，這正是轉換成新 5:2 輕斷食的好時機。

為了實驗，我採取連續斷食（每週一和每週二），另外，多虧有尿酮試紙，我注意到，我在第一天的某些時候和第二天大部分的時候都處於輕微的酮症狀態。

然後，運動也變得更輕鬆了，我可以多做一點運動而不覺得累。

我在斷食日都持續按照本書中的菜單攝取地中海飲食，到了非斷食日才比較自由，想吃什麼就吃什麼，甚至又喝起葡萄酒。恕我直言，這執行起來很簡單。

我在開始三週又五天後，就回復到先前的健康體重，其他的一切也都回歸正常。

我學到了什麼？

- 這項飲食法十分可行。
- 我若毫無節制，糖尿病和其他健康問題就會復發。
- 我吃什麼真的會影響我的情緒。
- 限時進食是有幫助，但你若有社交生活，要你嚴格限時進食就會有點棘手。話雖如此，我仍會堅持盡可能地實行限時進食，因為我認為，科學令人心悅誠服。

## 接下來呢？

打從我首度提出，間歇性斷食可能是慣行的「緩慢、規律的低脂飲食」之外，另一種振奮人心的新方法，迄今已經過了六年。如今，我更確信如此。

幾乎天天都有人在街上攔下我，想要和我分享他們成功減重的經驗。我介不介意呢？當然不介意。我超愛聆聽人們回饋的意見。即使我們無從相逢，你也隨時能透過網站和我或 800 卡斷食的團隊聯絡。

同樣重要的是，我覺得科學的發展日新月異、進展神速。即便仍有一些非常重要的問題尚未解決，但答案已經指日可待了。

那麼，瓦爾特・隆戈教授的仿斷食飲食法會不會像他早期研究指出的那般具有開創性及革命性？

馬克・邁特森教授針對大腦所進行的 5:2 輕斷食研究會不會成為一種對抗失智症的新方法？

醫師和其他的醫療專業人士會不會正面回應近期已經證明「快速減重的飲食法多麼有效」的研究結果？

我顯然非常希望以上問題的答案都是肯定的。

間歇性斷食改變了我的人生，我希望，它也改變你們的人生。

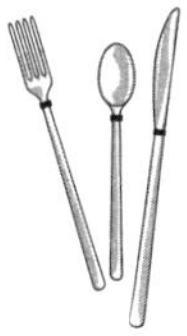

# 食譜

由克蕾兒．貝里醫師（Dr Clare Bailey）及營養治療師喬伊．斯基柏（Joy Skipper）編寫。

這一章教你如何在斷食日攝取八百卡的熱量，無論你是想攝取份量較少的三餐，還是份量較多的兩餐皆可；也羅列出一些方法，教你如何在增加最少熱量的情況下讓菜餚變得「更豐盛」一點，還有如何在非斷食日準備較多的份量。所有熱量的標示，皆以一份為單位。

# 早餐

我們提供下列簡單的建議，教你如何準備容易飽足的早餐，既不會促使血糖飆升，也不會導致體重增加。正因這些早餐會讓你飽得較久，你也就比較可能戰勝想吃零食的衝動。

你若不吃早餐也沒關係，這其實延長了你的斷食時間；但你若省略一餐不吃，或者正在施行天天 800 卡，那麼多攝取流質就變得非常重要（有關飲料的建議，詳見第 203 頁）。有些料理十分輕便，所以你能隨身攜帶，等到早上十點左右再吃，甚至當成午餐享用。

## 水煮蛋佐辣味蘆筍

230 卡／ 2 人份

風味濃郁又可口的輕早餐。

**• 材料**

250 公克蘆筍
4 顆蛋
½ 大匙橄欖油
一大撮孜然粉或煙燻紅椒粉

**• 作法**

1. 切除或折去蘆筍較柴的根部，並在平底鍋內滾水煮 3 分鐘。撈起後瀝乾備用。
2. 更換平底鍋內的水並加熱，待沸騰後放入蛋，水煮 6-7 分鐘至蛋黃半熟。
3. 同時，加熱爐台上的方形條紋烤肉盤。以橄欖油拌攪蘆筍，撒上孜然粉或煙燻紅椒粉以及些許的鹽和黑胡椒後，再放入盤中香煎 3-4 分鐘，翻動數次，直至蘆筍軟化，表面略焦。
4. 把蛋盛上蛋杯，搭配煎好的蘆筍沾蛋液一併享用！

---

**如何更豐盛（每份的額外熱量如下）**：在不沾鍋內加入一大把菠菜，拌炒 1-2 分鐘，直到葉菜萎縮出水（沒什麼熱量；你若用 1 茶匙奶油，熱量會增加 37 卡；若用 1 茶匙橄欖油，熱量增加 27 卡）。

# 烤蛋兩吃

這些「杯子蛋糕」不管是剛出爐、吃熱的，還是在便當盒內放涼、稍後再吃，都一樣美味。

## 簡易培根雞蛋杯子蛋糕

280 卡／2 人份

**• 材料**

4 條培根薄片
4 顆蛋
10 公克帕馬森乳酪粉

**• 作法**

1. 預熱烤箱到攝氏 200 度／風扇烤箱攝氏 180 度／瓦斯烤箱刻度 6。在金屬製或矽膠製的四孔杯子蛋糕烤盤上抹點油，或者使用可入烤箱的點心烤皿，一樣抹點油。
2. 將條狀培根切半，交叉放入烤盤上的孔。
3. 在每個孔內打入 1 顆蛋。
4. 撒上帕馬森乳酪粉和些許現磨的黑胡椒粉。烘烤 15 分鐘至蛋黃半熟，或 20 分鐘至蛋黃全熟。

---

**更多選項**：加入 2-3 大匙煮熟的葉菜絲，或 3 大朵切丁、用不沾鍋乾煎過（沒什麼熱量）或用 ½ 大匙橄欖油炒過（每人增加 30 大卡）的栗子菇（chestnut mushroom）。

# 烤鮭魚拼韭菜蛋

300 卡／2 人份

鮭魚含有健康的 omega-3，可增強腦力和血液循環，並有助於減少發炎。

**• 材料**

150 公克燻鮭魚
一把嫩菠菜或剩餘的葉菜，切碎
4 顆蛋
1 大匙韭菜切碎（可有可無）
20 公克帕馬森乳酪粉

**• 作法**

1. 預熱烤箱到攝氏 200 度／風扇烤箱攝氏 180 度／瓦斯烤箱刻度 6。在金屬製或矽膠製的四孔杯子蛋糕烤盤上抹點油，或者使用可入烤箱的點心烤皿，一樣抹點油。
2. 在四個孔內排好燻鮭魚。
3. 取 1 個碗，放入菠菜、蛋、韭菜和些許的黑胡椒粉，再用叉子輕輕攪打。
4. 在四個孔內平均倒入混合後的蛋液，撒上帕馬森乳酪粉，並放點黑胡椒粉後，烘烤 15 分鐘，或直到蛋液凝固。

---

**如何更豐盛**：佐以芝麻葉或嫩葉沙拉等額外的葉菜一同享用（沒什麼熱量）。

# 開心果奇亞籽燕麥粥

370 卡／ 2 人份

夾帶著少許小荳蔻異國風及奇亞籽健康療效的濃稠燕麥粥，儼然就是一份富含營養素、纖維質與蛋白質的超級食物。

## • 材料

4 大匙傳統燕麥
300 毫升鮮乳
1 大匙奇亞籽
½ 茶匙小荳蔻籽
一把開心果碎片

## • 作法

1. 取 1 平底鍋，放入所有的食材煮滾後，將爐火轉小，持續煮 6-8 分鐘並偶爾攪拌，直到燕麥粥變得又濃又稠。

---

**如何更豐盛：**撒上一把覆盆子、藍莓或一團百香果泥再享用（每 40 公克多出 15 卡）。

# 快手酪梨蛋

290 卡／1 人份

這份料理是專門獻給老在說自己早餐沒空煮蛋的人。前一天就把蛋準備好，到了早上再拼湊出這道菜吧。

**• 材料**

2 顆蛋
½ 顆酪梨
少量檸檬汁

**• 作法**

1. 在長柄鍋以沸水煮蛋 6-7 分鐘，再把蛋置於流動的冷水下沖涼，之後剝好殼、放入冰箱（如果你是提前準備）。
2. 隔天早晨，將酪梨去皮、去籽、切片，再盛盤、擠上少許檸檬汁。
3. 把蛋切成 4 等份，加入酪梨片和些許調味料拌勻即可。

---

**如何更豐盛**：取來 1 片裸麥麵包（增加 55 卡）或者全麥酸種吐司（增加 72 卡），鋪上混合後的酪梨蛋再享用。

# 番茄羅勒歐姆蛋

240 卡／1 人份

用這道經典的地中海式歐姆蛋健康地展開這一天吧。

## • 材料

2 大顆蛋
½ 大匙橄欖油
3 粒櫻桃番茄，對切
4-5 片羅勒葉，切末

## • 作法

1. 取 1 個碗，打入蛋後用叉子攪拌，加入些許調味。
2. 取 1 小煎鍋，倒油加熱，再放入對切的櫻桃番茄拌炒 2 分鐘。
3. 加入羅勒末，拌炒 20 秒，再倒入蛋液，然後一手握持鍋柄、旋轉鍋面，一手以木製抹刀攪劃，直至蛋液分布均勻。
4. 歐姆蛋一旦開始成形，請善用鍋鏟使鍋面與蛋皮周圍不再黏合，然後翻折。待表面略呈金黃，將其滑入加熱過的盤子，即可享用。

---

**如何更豐盛：**佐以一大把芝麻葉或嫩葉沙拉一起享用（沒什麼熱量，除非你加類似第 197 頁的橄欖油蘋果醋沙拉醬，則會增加 100 卡）。

## 濃稠葉菜飲

165 卡／ 2 人份

**• 材料**

½ 條小黃瓜，切碎
2 條芹菜莖，切碎
1 顆奇異果，切碎
1 顆蛋
2 大匙特級初榨橄欖油

**• 作法**

將所有食材放入果汁機，加水 150 毫升並略加調味後，迅速打成葉菜飲。倒進 2 只玻璃杯，立即飲用。

## 調味芒果昔

190 卡／ 2 人份

**• 材料**

1 顆大芒果，去籽、去皮並切塊
1 大匙全脂希臘優格
300 毫升杏仁奶
½ 顆柳橙榨汁、果皮磨末
2 公分生薑，去皮後磨末
¼ 茶匙肉桂粉，另備少許，用於裝飾或調味
一大撮薑黃粉

**• 作法**

將所有食材放入果汁機迅速打勻後，倒入 2 只玻璃杯，再撒上些許肉桂粉，即可飲用。

# 輕食

在理想世界裡，我們若奉行傳統的「地中海式」飲食方式，就會在一天當中早早用餐完畢，因為如此一來，食物才較不可能以脂肪的形式貯存在我們的體內。但很顯然這不是人人適用，因此我們在這個部分，把餐點分成「輕食」（light）和「主食」（main），而非「午餐」或「晚餐」，方便你彈性選擇何時吃。

整體來說，輕食很容易準備，準備起來也很快，熱量通常還比主食低。有些很適合當作早午餐。

我們建議隔餐之間別吃零食，因為這會中斷燃脂。

## 速成鷹嘴豆泥

205 卡／4 份

一道幾乎速成、讓你填填肚子的餐點，佐以些許鮮脆的蔬菜一併食用更是美味。別擔心其中加入大量的橄欖油，這不僅增添風味，還會提升健康效益。

**• 材料**

200 公克罐裝鷹嘴豆
2 大匙檸檬汁（或依個人喜好增加）
2½ 大匙特級初榨橄欖油
½ 大匙中東芝麻醬（tahini）
2 顆蒜瓣，切末

**• 作法**

1. 瀝乾鷹嘴豆，保留罐頭裡的水。
2. 將所有食材攪打成泥，除了 ½ 大匙的橄欖油。
3. 若有需要，加入一些保留的罐頭水，以取得想要的黏稠度，再依個人喜好加入鹽和黑胡椒粉，進行調味。
4. 淋上剩餘的橄欖油，想要的話，也可以再撒些孜然粉或紅椒粉。與清脆爽口的法式鮮蔬沙拉一同享用，如芹菜條、小黃瓜條、櫛瓜條、迷你蘆筍，以及白花椰或青花菜的花球。以上鮮蔬不但熱量極低，還是極佳的纖維質來源。所以，你幾乎可以想吃就吃。

---

**訣竅**：檸檬榨汁時別太過用力，因為果皮中的白襯皮會讓果汁變苦。

# 菲達乳酪黑橄欖醬

138 卡／2 人份

黑橄欖醬的氣味極為濃郁、刺激，但在此結合菲達乳酪，便成了香濃可口、綿密濃稠的抹醬。置於錢幣狀的櫛瓜片上當作開胃小菜，或塗抹在種籽餅乾上都很美味，單純作為沾醬也很棒。

**• 材料**

50 公克菲達乳酪（feta）

50 公克去核黑橄欖，瓶裝或罐裝皆可，瀝乾

1 大匙橄欖油

**• 作法**

取 1 小碗，放入所有食材，並以手持式電動調理棒迅速攪打，留下一些成塊的黑橄欖。

**非斷食日**：多吃點就對了！

# 脆口櫛瓜開胃三吃

這種新式「薄餅」很容易準備，也非常健康。你不必計算櫛瓜的熱量，因為它的熱量低到無足輕重。在櫛瓜片放上已調味的奶油乳酪、醃漬魚、韭菜、快手醃漬茴香與櫻桃蘿蔔（詳第192頁）或任何你能從冰箱蒐集到的健康剩菜。最後，舀上一匙自製的德式酸菜或韓式泡菜（詳第195頁）。

**• 材料**

½ 條中型櫛瓜，切成約莫 0.5 公分的薄片。

**• 配料**

・1 大匙（25 公克）菲達乳酪黑橄欖醬（詳第 156 頁），62 卡
・1 大匙（25 公克）速成鷹嘴豆泥（詳第 155 頁），46 卡
・1 大匙酪梨泥（詳第 158 頁），103 卡

# 黑麥麵包兩吃

大部分的麵包，包括許多「全麥」麵包，都是由高度加工過的麵粉所製成的，原先有益健康的營養素和纖維質多已流失。即便「全麥」麵包可能含有健康的全穀物或種籽，但常常只是意思意思而已。全穀物黑麥麵包的纖維質通常含量較高，你若覺得黑麥麵包的味道太重，可以找找看味道比較淡的，不然，選用全麥種籽或全麥酸種麵包也行。

## 酪梨泥黑麥麵包

290 卡／ 2 人份

**• 材料**

1 大顆酪梨，去皮、去籽

½ 小顆檸檬，榨汁

1 大匙特級初榨橄欖油

2 片黑麥麵包

2 大匙烤南瓜子或烤葵花籽

**• 作法**

1. 取 1 碗，放入酪梨、檸檬汁及橄欖油，略搗成泥，並留下些許成塊的酪梨。
2. 用鹽、黑胡椒調味後，再用湯匙舀至黑裸麥麵包片上。
3. 撒上烤過的種籽，即可享用。

# 黑麥菠菜雞蛋堡

240 卡／1 人份

**• 材料**

2 顆蛋
1 茶匙奶油或橄欖油
兩把菠菜
1 片烤過的裸麥麵包

**• 作法**

1. 把蛋打入沸水中，煮 4 分鐘做成水波蛋。或者做成炒蛋也可以。
2. 同時，取 1 不沾煎鍋，開中火融化奶油或倒入橄欖油。加入菠菜稍微炒熟，再用湯匙舀至麵包片。
3. 鋪上水波蛋或炒蛋，再依個人喜好，加上些許的鹽和大量的黑胡椒粉調味。

---

**訣竅：**淋上幾滴塔巴斯科辣椒醬（Tabasco sauce）或撒上一撮卡宴辣椒粉（cayenne pepper），可增添風味。

# 辣味薑黃蘑菇歐姆蛋

210 卡／1 人份

當成早餐、午餐或晚餐享受這道微辣、超級健康的歐姆蛋吧。

**• 材料**

1 茶匙椰子油或奶油
2 朵栗子菇，切丁
1 根青蔥，切成蔥花
½ 茶匙薑黃粉
¼ 茶匙乾燥辣椒片，隨意
2 大顆蛋，稍微打散
一小把新鮮的香菜（芫荽），切末

**• 作法**

1. 取 1 個小煎鍋，開中火，倒入椰子油或放進奶油，拌炒栗子菇和青蔥 3-4 分鐘。
2. 加入薑黃粉和乾燥辣椒片拌炒，1 分鐘後，倒入略加調味的蛋液。
3. 輕攪蛋液，微煎幾分鐘，直至開始凝固但依舊鬆軟且表面尚有蛋液流動的狀態。
4. 撒上香菜，對半翻折歐姆蛋，並滑盛入盤。

---

**訣竅**：麥克愛極了這道歐姆蛋配上 1 大匙泡菜，以增添些許強烈、對比的氣味與嘎吱作響的口感（詳第 195 頁）。如果你更有冒險精神，也可以嘗試放上 ½ 大匙的韓式泡菜，好被一股勁辣的異國風味所淹沒。

**如何更豐盛**：佐以半盤清蒸的綠葉或有色葉菜（不必計算熱量），或佐以沙拉葉一起享用（但如果你用的是類似第 197 頁的橄欖油蘋果醋沙拉醬，就要計算熱量）。

# 火腿片或哈羅米乳酪佐紫甘藍涼拌沙拉

200 卡／2 人份

這道萬用、爽脆的涼拌沙拉很適合搭配任何冷盤肉或乳酪。你若提前準備，這會是一道簡易、幾乎可即食，且富含蛋白質、纖維質與健康油脂的午餐。

### • 材料

涼拌沙拉的材料：

¼ 小顆紫甘藍，切細絲（詳「訣竅」）（175 公克）

¼ 小顆綠甘藍，切細絲（175 公克）

1 根青蔥，切細絲

120 公克熟火腿（或 50 公克哈羅米乳酪，詳「訣竅」）

沙拉醬的材料：

2 大匙全脂希臘優格

1 茶匙法式第戎芥末醬（Dijon Mustard）

1 大匙特級初榨橄欖油

### • 作法

1. 製作沙拉醬，將所有材料攪拌均勻，並且調味。
2. 取 1 碗，混合切絲的甘藍菜與青蔥。
3. 加入優格沙拉醬，均勻混合所有食材。
4. 與火腿片或哈羅米乳酪一併享用。

---

**訣竅：**倘若使用哈羅米乳酪（halloumi），取 1 不沾煎鍋，灑點兒橄欖油，油煎切成薄片的哈羅米乳酪，直至兩面呈現金黃色。倘若準備的是 1 人份，涼拌沙拉的另一份將可存放 1-2 天。如果你不是紫甘藍和白球甘藍都有，只要把現有的甘藍份量加倍即可。

**如何更豐盛：**佐以一堆綠色、有色的葉菜與新鮮的香草（不必計算熱量）。奶蛋素食者可在沙拉醬加入 2 大匙營養酵母和 1 匙優格，以增添蛋白質。

**非斷食日：**多加 1 片火腿。每人亦可增加半包煮熟的普伊扁豆（puy lentils），以攝取額外的蛋白質；添加滿滿 2-3 大匙煮熟的糙米或藜麥也行。

# 檸檬百里香烤雞串

220 卡／2 人份

相較於雞胸，雞腿不但更營養，也更多汁、更具風味。烤肉串方便攜帶，隨處可食，所以，把料理裝入餐盒，連同豐富大量的沙拉和一小罐沙拉醬一起帶去上班吧。

## • 材料

4 小片去骨、去皮的雞腿肉，切丁（約 250 公克）

½ 顆檸檬榨汁、果皮磨末

½ 茶匙乾燥的百里香

1 顆蒜瓣，壓碎

1 大匙橄欖油

1 顆中型洋蔥，切成 8 等分

## • 作法

1. 取 1 個碗，放入雞腿丁、檸檬汁、百里香、大蒜及橄欖油，並用鹽和現磨的黑胡椒粉均勻調味。倘若時間允許，靜置醃漬 2 小時。
2. 加熱烤架至最高溫。交錯串起雞腿丁和洋蔥片，共 4 串。
3. 將烤雞串置於烤架上的火烤盤約莫 15 分鐘，不時翻動，直至雞肉熟透、轉呈黃褐色。

---

**訣竅**：倘若使用木製的烤肉串，火烤前切記泡水 10 分鐘，才不致燒毀。

**如何更豐盛**：可以和一把綠色及有色的葉菜沙拉一起享用（不必計算熱量），並加入類似第 197 頁的橄欖油蘋果醋沙拉醬（增加 100 卡）。

**非斷食日**：份量加倍，並加入 2-3 大匙煮熟的糙米。

# 荷蘭豆肉燥炒麵

320 卡／ 2 人份

快速的療癒系食物。不僅熱騰騰、有飽足感且香味四溢。

**• 材料**

200 公克豬絞肉

1½ 大匙醬油

1 茶匙玉米粉

300 毫升雞高湯或蔬菜高湯

100 公克蒟蒻麵，以清水沖洗過（或蕎麥麵，詳「訣竅」）

1½ 大匙椰子油或菜籽油

2 公分生薑，去皮、切粒

1 顆洋蔥，切末

200 公克荷蘭豆（或長條四季豆）

**• 作法**

1. 取 1 非金屬碗，放入豬絞肉，加入醬油 ½ 大匙、大量現磨的黑胡椒粉及玉米粉。混合均勻後，若有時間，靜置醃漬 30 分鐘。
2. 在高湯內加入剩餘的醬油。
3. 根據包裝上的指示煮熟麵條，瀝乾，用冷水沖涼。
4. 取 1 中式炒鍋，高溫加熱，直至開始冒煙才倒入油。快炒絞肉 3-4 分鐘，或直至絞肉略呈褐色。
5. 轉成中火，放入薑、洋蔥快速拌炒數分鐘，再加入荷蘭豆。1 分鐘後，倒入高湯、放進麵條，改以文火煨煮 1 分鐘，期間不時攪拌。

---

**訣竅：**你若喜歡吃點辣的，可撒上 ½-1 茶匙的乾燥辣椒片再享用。你還可以用素肉替代豬絞肉。蒟蒻麵是由蒟蒻，也就是一種草本複合碳水化合物所製成，它在釋放出極少量澱粉類碳水化合物的同時，亦提供有益腸道的纖維質（大型超市和網路上都買得到）。你若使用蕎麥麵，則把麵條煮至彈牙後，放入冷水中漂洗後再食用（增加 176 卡）。

**非斷食日：**選用中等份量的全麥麵或蕎麥麵，並在步驟 5 添加 1 茶匙的芝麻油和些許清脆爽口的蔬菜絲。

# 即食綠葉蘑菇味噌湯

23 卡／1 人份

一碗簡單的味噌湯熱量極低，卻意外地飽足。把所有的食材裝進罐子，帶去上班，之後加入滾水就行了。

**• 材料**

1 包味噌醬包
1 朵中型蘑菇，切薄片
一小把嫩菠菜（或熟葉菜），切細絲
少許新鮮的巴西里或香菜（自由選擇）

**• 作法**

1. 將味噌醬包倒進大小適中的碗或馬克杯。
2. 加入 250 毫升的滾水，攪拌，再放入蘑菇、蔬菜，靜置 3-5 分鐘，以使蘑菇軟化。

---

**如何更豐盛**：加入 1 大匙煮熟的雞丁，或者一些蝦仁及豆腐（欲添加其他選項，詳見第 197 頁的「加菜」）。

# 快易豌豆菠菜湯

130 卡／ 2 人份

美好又飽足的蔬菜湯，令你白天活力十足。

**• 材料**

200 公克冷凍豌豆
100 公克冷凍菠菜
1 顆蒜瓣，切末
½ 雞湯塊或蔬菜高湯塊
2 大匙全脂希臘優格

**• 作法**

1. 除了希臘優格外，將所有食材放入中型的長柄燉鍋並加水 500 毫升，開中火煮滾。
2. 以大量現磨的黑胡椒粉進行調味，續以小火燉煮約 5 分鐘後，離火，再用手持式電動調理棒迅速攪打，或將食材全數放入食物調理機快速混合。不必打到太碎。
3. 取 2 個碗，分別倒入湯汁，且各舀入 1 大匙希臘優格。

---

**如何更豐盛：**每碗再加入 1 大匙優格（37 卡），或淋上 ½ 大匙橄欖油（49 卡）。

**非斷食日：**同前，加入優格或橄欖油，並搭配 1 片全穀物的酸種麵包。

# 根莖蔬菜薑黃湯

170 卡／ 4 人份

製作這道療癒的湯品時，我們帶皮烹煮根莖蔬菜，以保存所有絕妙的營養素；薑黃已經證實具有抗發炎的特性，這在黑胡椒的輔助下，更能強化健康。

### • 材料

3 大匙橄欖油
1 顆洋蔥，去皮、切丁
1 茶匙孜然粉
2 茶匙薑黃粉
400 公克根芹菜（celeriac），刷洗後切塊
325 公克防風草根，刷洗後切塊
1.2 公升的雞高湯或蔬菜高湯

### • 作法

1. 取 1 大煎鍋，熱油，小火炒洋蔥直至軟化但未呈褐色。加入香料，約 1 分鐘後，放入根莖蔬菜拌炒。
2. 倒入高湯，煮滾後加蓋，續以文火燉煮約 20 分鐘，或直至蔬菜軟化。
3. 將煎鍋端離爐火，再以手持式電動調理棒迅速攪打蔬菜湯，直至均勻滑順。
4. 最後，用鹽和現磨的胡椒粉依個人喜好進行調味。

---

**訣竅**：為增添風味，可撒上一把巴西里末或香菜末，抑或一撮乾燥辣椒片。

# 紅扁豆椰香濃湯

280 卡／4 人份

一道香濃可口又富含纖維質與蛋白質的湯品。

**• 材料**

3 茶匙香菜籽，略壓碎
2 茶匙孜然粉
1 大匙橄欖油
2 根韭蔥，修去蔥葉，細切成條
3 顆蒜瓣，壓碎
140 公克紅扁豆
400 毫升罐裝淡椰漿
½ 顆萊姆榨汁
600 毫升蔬菜高湯
2 大匙烤過的杏仁片

**• 作法**

1. 取 1 大型長柄燉鍋，以小火乾煸香菜籽與孜然 2-3 分鐘，直到散發香味。自鍋內盛起備用。
2. 於同一鍋內倒入橄欖油，加熱，放入韭蔥、大蒜及大量現磨的黑胡椒粉小火拌炒 4-5 分鐘。
3. 加入扁豆和煸過的種籽，拌炒 1 分鐘，再倒入椰漿、萊姆汁及高湯。加一撮鹽，煮滾，然後將火關小，持續燉煮 25 分鐘，或直至扁豆軟爛。
4. 以熱碗盛湯，再撒上烤過的杏仁片，即可享用。

---

**非斷食日**：外加 1 小片全穀物的中東口袋餅（pitta）。

# 滋補臟腑雞肉湯

約莫 2 公升

這是我在另一本拙作《臟腑食療大全》中很受歡迎的一道菜。這道滋補的雞肉湯熱量很低，還會讓你在只吃八百卡的日子保持活力。雞骨經慢火熬煮會釋出營養素與礦物質。

**• 材料**

3 大匙橄欖油
4 條西芹莖，略切
2 顆小洋蔥，去皮、切塊
2 根韭蔥，修去蔥葉
1 大顆蒜瓣，對切
2 根紅蘿蔔，切塊
約 1 公斤的土雞翅和／或雞骨架
1 大匙蘋果醋
2 片月桂葉
一束法式香草束 *（bouquet garni）
一把巴西里莖
6-8 顆黑胡椒粒

**• 作法**

1. 取 1 附蓋子的大長柄平底鍋，倒油加熱，並小火炒西芹、洋蔥及韭蔥 5-7 分鐘。
2. 加入大蒜、紅蘿蔔、雞翅和雞骨架、蘋果醋、月桂葉及法式香草束。
3. 加水 2 公升，煮至微滾後加蓋燉煮 3-4 小時，理想的話，或可燉煮 5-6 小時，以獲取雞骨內所有最精華的營養素。偶而查看湯汁是否煮乾，必要時加水，並撈起表面的灰色浮渣。
4. 取 1 碗，擺上濾網，倒入高湯濾除碎末，並靜置續滴 15 分鐘。倘若要湯頭更濃郁可口，就用湯匙輕壓濾網上軟化的蔬菜，使湯汁流入碗中。
5. 立即飲用，不然就等放涼後，用湯勺舀入容器，再放進冷藏儲存最多 5 天，或者放進冷凍庫。

* 編按：香草束常用於法國鄉土料理，傳統上綜合了巴西里、百里香和月桂葉，用繩子捆綁起來。

# 蒜蝦櫛瓜拌義大利麵

290 卡／2 人份

櫛瓜和義大利麵在這裡真的很搭，它們使得這道菜更有份量，還能維持低熱量。

### • 材料

50 公克全麥義大利麵
2 大匙橄欖油
1 小顆蒜瓣，壓碎
200 公克冷凍大生蝦，解凍
2 條中型櫛瓜，螺旋刨絲，或切成薄片（約 300 公克）
½ 小顆檸檬
一大把新鮮的巴西里或香菜，切末

### • 作法

1. 根據包裝上的指示烹煮義大利麵，確保口感彈牙。完成後瀝乾麵條，保留煮麵水。
2. 同時，取 1 中型煎鍋，開中火，倒油加熱。放入大蒜炒 30 秒後，加入生蝦拌炒約 3 分鐘，再下櫛瓜。
3. 持續拌炒 2-3 分鐘，一旦櫛瓜開始變軟，放進麵條，擠入大量的檸檬汁，並舀入 1-2 大匙保留的煮麵水（或熱水），以拌開麵料。煮至微滾後，即刻離火。
4. 用一些鹽和大量現磨的黑胡椒粉進行調味。拌入巴西里末，再均分成兩碗。

---

**低卡**：若要準備低卡的版本，則省略義大利麵，改用較大的櫛瓜（每人約莫減少 100 卡）。

**非斷食日**：份量加倍，加入一大把沙拉葉，佐以類似第 171 頁的薄荷芥末萊姆沙拉醬。

# 彩椒鑲烤沙丁魚盅

220 卡／2 人份

雖然罐裝的沙丁魚健康無比，但卻不是人人都愛。藉由彩椒的甜美多汁烘托沙丁魚的鹹香一併入口，沙丁魚嘗起來甚是美味。

**• 材料**

2 顆甜紅椒或黃甜椒，對切、去囊籽

95 公克罐裝橄欖油漬沙丁魚

6 粒櫻桃番茄，對切

1 大匙刺山柑（capers）

2 顆蒜瓣，切片

1 大匙特級初榨橄欖油

2 片烤過的全麥酸種吐司（自由選擇，增加 144 卡）

**• 作法**

1. 預熱烤箱到攝氏 180 度／風扇烤箱攝氏 160 度／瓦斯烤箱刻度 4。
2. 取 1 小烤盤，放上對切後的彩椒，於其中均勻放入沙丁魚，再於表面淋上罐頭中的橄欖油。
3. 撒上對切的櫻桃番茄、刺山柑、大蒜，並略加調味。
4. 將烤盤放入烤箱 15-20 分鐘，或直至彩椒的周圍轉為褐色。
5. 在每片酸種吐司（若有的話）擺上 2 份對半的彩椒，即可享用。

---

**訣竅：**沙丁魚罐頭中的橄欖油量都不盡相同。淋上彩椒的油量總共約需 2 大匙。

# 薄荷酪梨鷹嘴豆沙拉

350 卡／4 人份

鷹嘴豆是複合碳水化合物（與蛋白質）的絕妙來源，它能在不使血糖飆升的情況之下，釋放出緩慢燃燒的能量。

## • 材料

**沙拉的材料：**

2 顆酪梨，去皮、去籽、切片

400 公克罐裝鷹嘴豆，瀝乾，保留罐頭水 3 大匙

½ 顆紫洋蔥，切細絲

4 株青江菜，修整、切碎

16 粒櫻桃番茄，對切

8 粒巴西堅果，切碎

**薄荷芥末萊姆沙拉醬的材料：**

1 顆萊姆果皮磨末；2 顆萊姆榨汁

4 大匙特級初榨橄欖油

1 茶匙法式第戎芥末醬

2 大匙薄荷葉，切細末

## • 作法

1. 製作沙拉醬時，請將保留的鷹嘴豆罐頭水、萊姆果皮碎末、萊姆汁、橄欖油、芥末醬及薄荷末拌在一起。充分調味。
2. 取 1 大碗，除了堅果，放入所有沙拉的食材，倒入沙拉醬，拌勻。
3. 撒上巴西堅果碎片，即可享用。

---

**非斷食日：**份量大小加倍。

# 味噌「紫茄排」拼烤蘿蔔腰果

315 卡／2 人份

請別想要減少這道食譜中橄欖油的用量。這種美好、健康的油脂賜予了這道菜餚濃郁的風味與豐厚的質地，還有助於飽足更久。

**• 材料**

200 公克黃蘿蔔與紅蘿蔔，切成棒狀

3 大匙橄欖油

30 公克腰果

1 顆紫茄，修整後切成 1 公分厚的「肉排狀」

2 茶匙味噌醬

½ 顆萊姆榨汁

100 公克嫩菠菜

**• 作法**

1. 預熱烤箱到攝氏 200 度／風扇烤箱攝氏 200 度／瓦斯烤箱刻度 6。在烤盤放入黃蘿蔔與紅蘿蔔，淋上 1 大匙橄欖油，烘烤 15-20 分鐘，或直到蘿蔔開始轉為黃褐色。在最後 5 分鐘加入腰果。
2. 同時，在紫茄排的兩面抹上味噌醬。取 1 大型不沾鍋，開中火，倒入剩下的橄欖油，微煎紫茄排，直至雙面皆呈淡褐色。
3. 熄火前幾分鐘，在鍋中的紫茄排灑上萊姆汁，然後加入菠菜拌炒 1-2 分鐘至熟。
4. 最後，加入烤過的蘿蔔、些許的鹽與黑胡椒。

---

**訣竅**：這些「紫茄排」帶有絕妙的「鮮味」，能夠搭配沙拉或任何煮熟的綜合蔬菜一併食用（紫茄排單獨為 32 卡）。

**如何更豐盛**：加入綠葉或有色葉菜作為配菜沙拉（除非加入沙拉醬，不然沒什麼熱量）。

**非斷食日**：多加 1 片「紫茄排」。水煮豌豆後放上一團奶油或者灑些橄欖油，再和「紫茄排」一併享用。你或可添加滿滿 3 大匙煮熟的全穀物，如糙米，或者一些袋裝的乾豆類，如普伊扁豆。

# 鯖魚甜菜根紫洋蔥沙拉

349 卡／4 人份

為了提升 omega-3，好好享受這種多脂魚類中的明星魚吧。我們用的是已經煮熟的魚排，這對你來說甚至變得更加容易。

**• 材料**

500 公克甜菜根，修整、去皮並切成一片片
2 大匙橄欖油
1 茶匙孜然粉
2 顆紫洋蔥，切成瓣
2 顆蒜瓣，切末
3 片煙燻鯖魚排，去皮、切成大薄片（約 250 公克）
1 大匙刺山柑，略切（自由選擇）
1 大匙蘋果醋
3-4 枝新鮮的蒔蘿或薄荷，切末
一把新鮮的巴西里，切末
150 公克芝麻葉（或芝麻葉混合西洋菜）

**• 作法**

1. 預熱烤箱到攝氏 200 度／風扇烤箱攝氏 180 度／瓦斯烤箱刻度 6。
2. 把甜菜根放入長方型不沾烤盤，淋上 1 大匙橄欖油，並撒上孜然粉。蓋上鋁箔紙，烘烤 45 分鐘後，拿掉鋁箔紙，加入洋蔥、大蒜攪拌。再烤 15-20 分鐘，或直至蔬菜軟化。
3. 取出烤盤，另取 1 大碗，舀入烤盤中的食材，再放入剩餘的材料，最後輕輕拌勻，即可享用。

---

**如何更豐盛：**增加 2 大匙略切、烤過的核桃（80 卡）。

**非斷食日：**增加滿滿 2-3 大匙煮熟的糙米或布格麥（bulgar wheat）。

# 扁豆石榴菲達乳酪沙拉

395 卡／2 人份

這道色彩繽紛、美味可口的沙拉將會讓你整天下來活力十足。

## • 材料

沙拉的材料：

250 公克袋裝的熟食普伊扁豆
2 大匙石榴籽
½ 條小黃瓜，對切、去囊籽、切丁
100 公克菲達乳酪，切丁
1 顆蒜瓣，切細丁
6-8 片新鮮的薄荷葉，撕碎

沙拉醬的材料：

2 大匙特級初榨橄欖油
½ 顆檸檬榨汁
1 茶匙顆粒芥末醬

## • 作法

1. 加入些許鹽及黑胡椒後，將製作沙拉醬的所有食材混合在一起。
2. 取 1 大碗，放入扁豆、石榴籽、小黃瓜和菲達乳酪。
3. 加入蒜丁、薄荷葉末後攪拌。
4. 於扁豆沙拉淋上沙拉醬，拌勻，即可享用。

---

**如何更豐盛：**撒上 1 大匙烤過的杏仁片或榛果（約莫增加 100 卡）。你或許還想追加一份冷盤肉片或煙燻魚（詳見第 197 頁的「加菜」）。

# 松子青醬義大利麵沙拉罐

495 卡／1 人份

這是在工作時享受新鮮、健康與自製沙拉的完美方式。你僅僅需要一只附有密封蓋的餐盒或玻璃罐。

**• 材料**

1½ 大匙松子青醬
2 大匙煮熟、放涼的義大利全麥麵條（倘須無麩質，則可用豌豆或扁豆製的麵條替代）
50 公克茴香，切薄片
75 公克櫻桃番茄，對切
40 公克菲達乳酪，切丁
一小把芝麻葉或嫩菠菜
1 大匙烤過的南瓜子

**• 作法**

1. 將松子青醬和煮熟的麵條舀進餐盒或大玻璃罐的底部，然後充分混合。
2. 加入茴香和番茄。
3. 依序放入菲達乳酪、芝麻葉或嫩菠菜，以及南瓜子攪拌後，蓋上蓋子，並放入冰箱冷藏，需要時再取用（最多 24 小時）。

---

**訣竅：**你若不會換成餐盤來進食，那麼最好使用寬口罐，這樣放入與食用時都很方便。

**如何更豐盛：**欲添加其他美味的食材，詳見第 197 頁的「加菜」。

# 珍珠麥南瓜子沙拉

340 卡／ 2 人份

珍珠麥是種美好的全穀物，表面光滑，帶點堅果香，還適合用來將醬汁或沙拉醬吸乾淨、吃下肚。你的腸道菌叢也會愛上它的。

**• 材料**

沙拉的材料：

100 公克珍珠麥

½ 小顆紫洋蔥，切碎末（或一把韭菜）

1 大匙烤過的南瓜子

1 茶匙印度黑種草籽或黑芝麻

½ 顆小蘋果，去核、切丁

沙拉醬的材料：

1 大匙全脂希臘優格

1 大匙橄欖油

1 小顆檸檬榨汁、1/2 顆檸檬果皮磨末

1 小顆蒜瓣，壓碎

½ 大匙的新鮮蒔蘿或薄荷葉，切末

**• 作法**

1. 取 1 餐碗，混合沙拉醬的食材、些許的鹽和現磨的黑胡椒粉。
2. 根據袋裝上的指示，用大量的水煮熟珍珠麥（通常約莫 40 分鐘）。
3. 珍珠麥一旦煮至彈牙，瀝乾，短暫放入冷水中降溫後，倒入步驟 1 的餐碗，並加入洋蔥、南瓜子、印度黑種草籽、蘋果等食材一同拌勻。

---

**非斷食日**：添加額外的蛋白質（詳見第 197 頁），而且沙拉份量加倍。

# 中式快炒鮭魚

360 卡／2 人份

這道菜真的就是取來中式炒鍋加熱、扔進食材，然後大火快炒，即可享用。

## • 材料

1 大匙椰子油或菜籽油
1 公分生薑，去皮、切碎或磨末
250 公克的中式冷凍快炒蔬菜包
2 片甜辣熟鮭魚排，切薄片（約 180 公克），詳見「訣竅」
1 大匙濃味醬油（老抽）
½ 大匙味醂（或紹興酒、雪莉酒）

## • 作法

1. 取 1 中式炒鍋，高溫加熱，直至開始冒煙，加入油，隨即依序放入薑、蔬菜和大量現磨的黑胡椒粉。
2. 大火快炒數分鐘後，加入鮭魚。
3. 火轉小，加入 1 大匙的水、醬油與味醂，再繼續翻炒數分鐘，直至蔬菜煮熟但仍清脆爽口，鮭魚也已充分加熱。
4. 離火後，即可盛盤上菜。

---

**訣竅**：手邊若沒有甜辣熟鮭魚排，則可使用煮熟的鮭魚排，撒上一撮乾燥辣椒片之後再加入炒鍋中。為增添風味，可再撒上一把香菜末與 ½ 茶匙的乾燥辣椒片。

**非斷食日**：雙倍的鮭魚，外加中等份量的全麥麵或蕎麥麵，並撒上一把腰果及 1 大匙烤過的芝麻。

# 主食

整體而言，這些食譜更加豐盛，而且相較於輕食，有些還可能花上你較長的時間準備。你要在中午還是傍晚攝取主食，這完全操之在你，但一般來說，你越早吃進主食，對你的體重和新陳代謝就越有利。

## 西班牙辣香腸燉紫茄

390 卡／ 2 人份

一道滿滿地中海風且豐盛又營養的燉菜。

**• 材料**

3 大匙橄欖油
1 顆洋蔥，切丁
120 公克栗子菇，切片
1 顆紫茄，切丁
1 茶匙綜合香草
100 公克西班牙辣香腸，切丁
2 顆蒜瓣，切片
400 公克罐裝碎番茄

**• 作法**

1. 取 1 附蓋的法式砂鍋或長柄燉鍋，倒入油，以中火加熱，再放入洋蔥炒 4-5 分鐘，然後加入栗子菇、紫茄、香草和辣香腸。
2. 烹煮 5 分鐘或直至混合後的食材略呈褐色，期間不時攪拌，在最後 1 分鐘才加入大蒜。
3. 倒入碎番茄、半杯水（足以拌開混合物即可），持續燉煮約 40 分鐘，期間偶爾攪拌。
4. 佐以些許清蒸的綠葉蔬菜。

---

**非斷食日：**數量加倍，佐以滿滿 2-3 大匙煮熟的糙米或藜麥，或丟入兩把切丁的胡桃南瓜與罐裝番茄。

# 義式巴薩米克醋嫩煎豬排佐蒜香白腰豆泥

470 卡／2 人份

多汁豬排與綿密豆泥的創意組合。

### • 材料

**豆泥的材料（230 卡）**

2 大匙橄欖油

1 小顆洋蔥，切丁

2 顆蒜瓣，切丁

400 公克罐裝義式白腰豆，保留罐頭水

2-3 公分長的現採迷迭香 1 枝，取葉子，切細末

**豬排的材料（240 卡）**

2 大匙橄欖油

2 片 175 公克的豬排

1 大匙義式巴薩米克醋

### • 作法

1. 製作豆泥時，取 1 長柄燉鍋，倒入橄欖油加熱，並小火炒洋蔥約 5 分鐘，直至呈半透明狀。加入大蒜，再炒 1 分鐘，接著倒入白腰豆、罐頭水攪拌。文火煨煮 10 分鐘，期間偶爾攪拌。
2. 在豆子混合物中加入迷迭香、一大撮英國馬爾頓海鹽和一些現磨的黑胡椒粉，然後用力搗碎。
3. 同時，取 1 不沾煎鍋，開中火加熱，倒入橄欖油並微煎豬排 10-12 分鐘，翻面一次，直至兩面皆呈褐色且肉汁轉為清澈。
4. 在豬排灑上義式巴薩米克醋，佐豆泥、一大份超簡易葉菜（詳見第 190 頁）一同享用。

---

**非斷食日**：外加一份香烤菊苣佐芥末核桃（詳第 193 頁）之類的配菜。

# 沙朗牛排佐牛肝蕈菇

240 卡／2 人份

牛排是蛋白質和鐵質的絕佳來源，而牛肝蕈菇富含纖維、熱量極低，在此更為醬汁增添了一丁點香甜的「森林風味」。這可謂是一道美味的組合。

**• 材料**

15 公克乾燥的牛肝蕈菇
1 大匙橄欖油
1 大顆紫洋蔥，切絲
150 公克栗子菇，切片
2 茶匙玉米粉
2 片 100 公克的沙朗牛排（詳「訣竅」）

**• 作法**

1. 取 1 小碗，放入牛肝蕈菇後倒入滾水，水量剛好覆蓋菇類即可，然後靜置浸泡 10 分鐘。
2. 取 1 煎鍋，倒入橄欖油加熱後，小火炒洋蔥 3 分鐘，接著放入切片的栗子菇，再用中火拌炒 4-5 分鐘。
3. 依序加入玉米粉、牛肝蕈菇和泡菇水後，進行攪拌，持續烹煮，直至醬汁變稠（過程中請不時攪拌）。如果醬汁看上去太過濃稠，請多加點水。
4. 同時，無論是用煎鍋還是方形條紋烤肉盤，依照個人喜好煮熟牛排。
5. 替牛排淋上蘑菇醬，並搭配一些清蒸葉菜一同享用。

---

**訣竅**：我倆常常共食一盒 225 公克的牛排（不用擔心多出來的那幾卡）。

**如何更豐盛**：加入濃稠白花椰白豆泥（詳第 194 頁）。

**非斷食日**：加入一些水煮或烤熟的紅蘿蔔，並在清蒸葉菜淋上一些橄欖油。

# 低醣快炒胡椒雞

460 卡／2 人份

在你趕時間時，這會是一道完美的輕食。

**• 材料**

200 公克去骨、去皮的雞腿，切丁
2 大匙醬油
1 公分生薑，去皮、磨末
2 茶匙玉米粉
½ 茶匙中式五香粉
2 大匙椰子油或初榨菜籽油
250 公克中式冷凍快炒蔬菜包
50 公克烤過的腰果

**• 作法**

1. 取 1 非金屬碗，放入雞腿丁、½ 大匙的醬油，以及薑、玉米粉、五香粉和大量的黑胡椒粉。混合所有的食材後，靜置醃漬 10 分鐘。
2. 取 1 容器，倒入 1½ 大匙剩餘的醬油和 100 毫升的熱水，充分混合。
3. 取 1 中式炒鍋或大型煎鍋，（待前者鍋身冒煙後）倒油加熱，然後放入雞肉快炒 3-4 分鐘，直至轉呈褐色、不透明。
4. 改轉中火，再依序加入蔬菜、水與步驟 2 的醬油水混合拌炒 2 分鐘，最後撒上腰果，即可上菜。

**如何更豐盛**：佐以椰香白花椰菜米（詳第 187 頁，增加 105 卡）或蒟蒻麵（詳第 163 頁）

# 香腸蘑菇佐嫩葉芥藍

545 卡／2 人份

我們愛極了這道一鍋到底、肉品優質的香腸料理。沒錯，它所含的熱量是很高，但你還有足夠的卡路里額度吃早餐或輕食。

**• 材料**

2 大匙橄欖油
4 條肉質優良的香腸
1 顆洋蔥，切絲
200 公克蘑菇，切片
1 顆蒜瓣，切丁
200 公克嫩葉芥藍，切細絲
1 大匙蘋果醋

**• 作法**

1. 取 1 大型煎鍋，以中火油煎香腸且不時翻動，直至轉呈褐色。
2. 加入洋蔥、蘑菇，續煮 2-3 分鐘，依舊不時翻攪。
3. 接著，放入大蒜、嫩葉芥藍、果醋，並加水 1-2 大匙。
4. 蓋上鍋蓋，再以文火燉煮 4-5 分鐘，過程中偶爾攪拌。
5. 略加調味後，佐以芥末醬一同享用。

---

**非斷食日：**添加 2-3 大匙煮熟的普伊扁豆、藜麥或珍珠麥。

# 椰香雞肉扁豆咖哩

360 卡／4 人份

簡易、必吃的雞肉咖哩，搭配既可口又能讓你和腸道菌叢保持健康的扁豆。

## • 材料

2 大匙椰子油或初榨菜籽油

1 大顆洋蔥，切丁

1 大匙咖哩粉

2 公分生薑，去皮、切碎粒

4 份去骨、去皮的雞腿肉，切成一口大小

100 公克乾燥的綠扁豆

400 毫升罐裝椰漿

2 顆萊姆榨汁

1 顆紅甜椒或青椒，去囊籽、切長條

## • 作法

1. 取 1 中型長柄燉鍋，倒油加熱，小火炒洋蔥 4-5 分鐘。
2. 加入薑、咖哩粉再拌炒 1-2 分鐘，然後加入雞肉，快炒 2-3 分鐘才倒入扁豆、椰漿和萊姆汁。
3. 將上述混合的食材煮至略滾後，火轉小，蓋上鍋蓋，以文火燉煮 10 分鐘，過程中偶爾攪拌，且視必要加水。
4. 掀蓋，加入條狀的紅甜椒或青椒拌攪，整鍋咖哩再煮 20 分鐘即成。

---

**如何更豐盛**：佐以清蒸荷蘭豆或四季豆（沒什麼熱量），以及椰香白花椰菜米（詳第 187 頁，增加 105 卡）。

**非斷食日**：佐以滿滿 2-3 大匙煮熟的糙米、些許的印度拉塔醬（詳第 197 頁）和切碎的水煮蛋。

# 萊姆香辣鮪魚佐白腰豆芒果丁

490 卡／2 人份

義式白腰豆是種健康的複合碳水化合物，不僅有助於降血糖，也能滋養你的腸道菌叢。有益健康、多多益善的橄欖油則可增添各種乾豆類的風味，在你把它當作相對低醣飲食的一部分時，享用起來完全不用擔心熱量。

## • 材料

3 大匙橄欖油
1 顆蒜瓣，切末
½ 條紅辣椒，去囊籽、切丁（或 ½ 茶匙乾燥辣椒片）
400 公克罐裝義式白腰豆，瀝乾，保留罐頭水 2 大匙
一大束新鮮的巴西里，切末
½ 小顆紫洋蔥，切成極細絲
160 公克罐裝油漬鮪魚，瀝乾
1 顆萊姆榨汁
½ 顆小芒果，去皮，切細丁
兩把嫩菠菜

## • 作法

1. 取 1 煎鍋，倒油加熱，放入大蒜、辣椒略炒 1 分鐘後，加入白腰豆，以文火煨煮 2-3 分鐘，期間不時攪拌。
2. 接著，加入巴西里、紫洋蔥、鮪魚、萊姆汁與 1-2 大匙保留的罐頭水，以拌開所有混合的食材。續以慢火烹煮幾分鐘，直至一切充分加熱。
3. 加入芒果丁攪拌。
4. 取 2 個餐盤，在各餐盤內放入一把菠菜，再鋪上熱騰騰的鮪魚、白腰豆，來把菠菜燙熱；或者微波菠菜 1-2 分鐘，再加入前述混合後的食材，即可享用。

---

**訣竅**：雖然芒果是含糖量相當高的水果，但它也有豐富的纖維質，倘若與餐點一併食用，會減緩血糖飆升。對某些腸躁症（Irritable bowel syndrome，簡稱 IBS）的人而言，乾豆類可能會使症狀惡化，在這種情況下，你若要攝取豆類，最好循序漸進。

**如何更豐盛**：佐以清脆爽口的蔬菜沙拉或者清蒸葉菜（除非加入沙拉醬，否則沒有額外的熱量）。

# 香烤胡椒鱈魚排佐堅果青花菜

430 卡／2 人份

富含營養素、纖維質，咀嚼起來鮮脆爽口，美味至極。

## • 材料

250 公克青花菜，切成細長的花球朵（含脆梗）

30 公克榛果，切碎

2 片 150 公克的鱈魚排或任何的白肉魚排

½ 大匙碎杏仁

1½ 大匙橄欖油

檸檬榨汁，用以餐前調味

## • 作法

1. 預熱烤箱到攝氏 180 度／風扇烤箱攝氏 160 度／瓦斯烤箱刻度 4。
2. 把青花菜放入長方型不沾烤盤，蓋上鋁箔紙，烘烤 5 分鐘。
3. 取出烤盤，拿掉鋁箔紙，在一朵朵青花菜花球間放入魚排。分別在青花菜撒上堅果，在魚排撒上 1 茶匙現磨的黑胡椒粉和些許英國馬爾頓海鹽。接著，撒上橄欖油。
4. 把烤盤重新放入烤箱烤 10-12 分鐘，或直至魚排熟透、青花菜略焦、堅果呈現金黃色。
5. 淋上大量擠好的檸檬汁，即可享用。

---

**如何更豐盛：**添加 80-100 公克已經煮軟的菠菜，或綠葉、有色的葉菜沙拉（只有在搭配沙拉醬的時候，才會增加熱量，詳見 197 頁的沙拉醬作法）。

**非斷食日：**添加一些用 1 茶匙奶油或 ½ 大匙特級初榨橄欖油清蒸過的菠菜，與滿滿 2-3 大匙煮熟的藜麥或糙米。

# 泰式香料清蒸黑線鱈魚排

300 卡／1 人份

青江菜本身就是絕佳的益生菌，可促進腸道菌叢保持健康。

**• 材料**

2 株青江菜，切段
½ 顆紅甜椒，去囊籽、切片
2 根青蔥，修整
1 根香茅莖，對切、拍扁（自由選擇）
1 公分生薑，去皮、切絲
1 顆蒜瓣，切片
150 公克黑線鱈魚排（或其他白肉魚）
2-3 枝新鮮香菜
2 茶匙米酒（或味醂、雪莉酒）
1 茶匙醬油
1 大匙橄欖油

**• 作法**

1. 取 1 個蒸鍋，放入青江菜、紅甜椒和青蔥。
2. 取 1 大張正方形烘焙紙，放上香茅（如果你選擇加它）、薑、蒜，鋪上黑線鱈魚排，再於表面撒上香菜，淋上米酒，略加調味。
3. 大略摺起烘焙紙，包住魚排和香草，再置於蒸鍋裡的蔬菜上。
4. 清蒸 5-6 分鐘，或直至魚排熟透。
5. 除了烘焙紙內的湯汁，再淋上醬油、橄欖油，一併享用魚排及其下方的蔬菜。

---

**訣竅**：你若沒有附蒸架的鍋子，就把包好的魚排和蔬菜放入可進烤箱的盤子，並在盤子裡倒入 2-3 大匙的水，再用蓋子或鋁箔紙覆蓋，放入已經預熱至攝氏 180 度的烤箱蒸烤 8-10 分鐘，或直至蔬菜軟化、魚排熟透。

**非斷食日**：份量加倍，佐以些許的全麥麵或蕎麥麵。

# 科爾瑪鮮蝦咖哩佐椰香白花椰菜米

320 卡／4 人份

受歡迎的奶油咖哩，風味細緻，並富含健康油脂。

**• 材料**

花椰菜米的材料：

1 大顆白花椰菜，花球切塊

1 大匙椰子油

1 大匙椰子乾

**• 作法**

1. 用食物調理機快速攪打白花椰菜，直至出現米飯一般的黏稠度。
2. 取 1 個中式炒鍋或煎鍋，倒入椰子油加熱，並放入花椰菜米和椰子乾。
3. 以小火拌炒前述混合物 10-12 分鐘，或者直至白花椰菜米軟化但依舊彈牙，過程中頻頻攪拌。

科爾瑪咖哩（korma）的材料：

1 大匙椰子油

2 大顆洋蔥，切丁

4 顆蒜瓣，切片

2 公分生薑，去皮、切丁

3 大匙科爾瑪咖哩糊

400 毫升椰漿

400 公克冷凍草蝦，解凍

一大把菠菜葉

2 大匙全脂希臘優格

2 大匙新鮮香菜，切末

1. 取 1 個長柄燉鍋，倒入椰子油加熱，小火炒洋蔥、大蒜和薑 8-10 分鐘或直到略呈金黃。
2. 加入科爾瑪咖哩糊，1 分鐘後，倒入椰漿煮沸，再把火關小，燉煮 8-10 分鐘，屆時醬汁應該已經收乾、變稠。
3. 鍋子離火，用手持式電動調理棒迅速攪打醬汁，直至均勻滑順。
4. 把鍋子放回爐台加熱，加入草蝦，使其沒入醬汁，再以文火燉煮 3-4 分鐘，接著放入菠菜、優格攪拌，略加調味。
5. 在咖哩醬撒上香菜末，搭配椰香白花椰菜米一同享用。

---

**訣竅**：可把草蝦換成熟雞丁（有關替換食材，詳見第 197 頁的「加菜」）。

**如何更豐盛**：佐以荷蘭豆或長條四季豆，以及 2 大匙印度拉塔醬（詳第 197 頁）。

# 羅根喬什全素紅咖哩

310 卡／4 人份

沒錯，你還能享用咖哩……只要省略馬鈴薯、白飯、印度麵餅（naan）和印度烤餅就行了！

**• 材料**

3 大匙橄欖油

2 顆洋蔥，1 顆切末，另 1 顆切成洋蔥圈

300 公克胡桃南瓜，去皮、切塊

3 顆蒜瓣，切片

½ 顆紅甜椒，去囊籽、切長條

200 公克波特菇（portobello mushrooms），切塊

400 公克罐裝鷹嘴豆，瀝乾

2 大匙羅根喬什（Rogan Josh）紅咖哩糊

400 公克罐裝碎番茄

一把羽衣甘藍

2 大匙新鮮香菜，切末

**• 作法**

1. 取 1 長柄燉鍋，倒油加熱，小火炒洋蔥圈約 8-10 分鐘或直至轉呈金黃、略帶酥脆。盛起備用。
2. 利用同一燉鍋的油，小火炒洋蔥末 2-3 分鐘，加入胡桃南瓜、大蒜、紅甜椒、波特菇，再煮 3-4 分鐘。
3. 依序倒入鷹嘴豆、羅根喬什紅咖哩糊及番茄後攪拌。
4. 蓋上鍋蓋，小火燉煮 15 分鐘或直至蔬菜軟化。必要時加水，以拌開醬料。
5. 放入羽衣甘藍後攪拌，烹煮 2 分鐘，再加入香菜，略加調味。用洋蔥圈裝飾咖哩，並搭配椰香白花椰菜米一同享用（詳第 187 頁，增加 105 卡）。

---

**如何更豐盛：**添加 1 大匙烤過的腰果（20 公克 115 卡）。

**非斷食日：**份量加倍。你可用滿滿 2-3 大匙煮熟的糙米來取代椰香白花椰菜米。

# 香烤薑黃白花椰佐扁豆泥

414 卡／4 人份

飽足感十足，且風味濃郁、香氣撲鼻。別被一長串的食材給嚇跑了，它們很可能全都收藏在你的櫥櫃中。這也是一道極易準備的料理。

## • 材料

**白花椰的材料：**

1 大顆白花椰，切成 1 公分厚肉排狀
1 大匙橄欖油
1 茶匙薑黃粉
1 顆蒜瓣，切薄片

**扁豆泥的材料：**

½ 大匙椰子油
1 顆洋蔥，切丁
½ -1 條紅辣椒，去囊籽、切碎丁
1 茶匙孜然粉
2 顆蒜瓣，壓碎
1 大匙中辣咖哩粉
250 公克紅扁豆
400 毫升罐裝淡椰漿
400 毫升蔬菜高湯
一大把菠菜葉
2 大匙新鮮香菜，切末（自由選擇）
½ 顆檸檬榨汁
2 大匙烤過的杏仁片

## • 作法

1. 預熱烤箱到攝氏 200 度／風扇烤箱攝氏 180 度／瓦斯烤箱刻度 6。將花椰菜排和剩餘的花部放入 1 大長方型不沾烤盤，並且灑上橄欖油。
2. 烘烤 15 分鐘後，自烤箱取出，撒上薑黃和大蒜，放回烤箱再烤 10-15 分鐘，或直至食材轉為褐色。
3. 同時，取 1 個附蓋的長柄燉鍋，倒入椰子油加熱，並放入洋蔥、辣椒略炒 3-4 分鐘。
4. 加入孜然、大蒜、咖哩粉，再炒 1-2 分鐘，才依序放入扁豆、倒進椰漿和高湯進行攪拌。蓋上鍋蓋，文火煨煮 15 分鐘，或直至扁豆軟化。
5. 放入菠菜炒軟，加入香菜（倘若使用）、略加調味，然後進行攪拌。
6. 在白花椰擠上檸檬汁，覆上扁豆泥、烤過的杏仁片即可上菜。

---

**訣竅：**製作雙倍的扁豆泥，並冷凍額外的份量。

**非斷食日：**佐以些許印度拉塔醬（詳見第 197 頁）和一份羅根喬什全素紅咖哩（詳見第 188 頁）。

# 蔬菜配菜與其他替代配菜

我們深信，多數人都會透過增加攝取非澱粉類蔬菜，吸收其中促進健康的植化素（phytonutrients）、強化腸道健康的粗纖維，進而受益匪淺。只要你想，隨時都可添加清蒸的葉菜，甚至搭配一茶匙的奶油、椰子油或橄欖油一起食用（詳下頁），它們在大幅提升料理的風味時，附帶的熱量卻只有一點點。

至於澱粉類蔬菜，你則須格外小心，尤其是馬鈴薯和地瓜，因為這類的蔬菜都含醣。你若正在實行本書的飲食法，即使要吃它們，也應該少吃。我們在第194頁提供了美味可口的豆泥，取代含醣蔬菜。

## 超簡易葉菜兩吃

零熱量／1 人份

### 簡易清蒸高麗菜

**• 材料**

100 公克高麗菜切細絲
½ 茶匙奶油或橄欖油
¼ 茶匙印度黑種草籽或黑芝麻（自由選擇）

**• 作法**

高麗菜略蒸 3-4 分鐘或直至軟化後，盛盤，加入奶油攪拌，並用鹽、現磨的黑胡椒粉充分調味。倘若需要，再加入籽粒。

### 醬爆嫩葉芥藍

**• 材料**

1 茶匙菜籽油或椰子油
1 茶匙薑末或薑粒
100 公克嫩葉芥藍，切細絲
少許醬油

**• 作法**

取 1 個中式炒鍋或大型煎鍋，開中大火，倒油後下薑拌炒。加入嫩葉芥藍、醬油，炒至軟化（2-3 分鐘），再用鹽和大量的黑胡椒粉充分調味。

# 快炒即食蔬

210 卡／1 人份

你若要攝取蔬菜，這道料理既可單獨作為輕食，也可當作配菜，方便又省事。

**• 材料**

1 大匙菜籽油或椰子油
150 公克中式冷凍快炒蔬菜包
1 小顆蒜瓣，壓碎
半公分生薑，切粒或磨末
½ 大匙醬油

**• 作法**

1. 取 1 中式炒鍋，高溫加熱，直至開始冒煙才淋油、放入蔬菜。
2. 轉至中火，加入蒜、薑攪拌後，快炒蔬菜不超過 2-3 分鐘，以確保鮮脆。
3. 倒入水 1 大匙、醬油，拌炒食材 30 秒後，立即盛盤。

---

**訣竅**：別擔心不同快炒蔬菜包含有的熱量有高有低。這些都是健康的熱量，許多甚至不會經過分解、轉為能量，而會餵養腸道內的菌叢。

**如何更豐盛**：除了蔬菜，下列食材再增加 1 份以上：30 公克腰果（172 卡）、2 茶匙芝麻（60 卡）、100 公克豆腐（73 卡）、100 公克熟雞肉（153 卡）、100 公克解凍的冷凍蝦仁（79 卡）。倘欲「加菜」，詳見第 197 頁。

# 快手醃漬茴香與櫻桃蘿蔔

準備起來超快速、超容易，熱量也超低。可鋪上魚肉，或為沙拉增色。

**• 材料**

½ 顆球莖茴香，去葉修整
4 顆櫻桃蘿蔔，去葉修整
2 茶匙純釀有機蘋果醋
1 茶匙味醂、紹興酒或雪莉酒（自由選擇）

**• 作法**

1. 切開球莖茴香、櫻桃蘿蔔，切面朝下然後切成細絲，可能的話，善用蔬菜處理器；如果你沒有蔬菜處理器，先縱向切開櫻桃蘿蔔，這樣比較容易切成半月形的薄片。
2. 取 1 個碗，放入球莖茴香、櫻桃蘿蔔、蘋果醋和味醂（倘若你想使用的話）。加入一大撮英國馬爾頓海鹽或細海鹽，並抓醃幾分鐘，使蔬菜入味。為了達到最佳風味，最多醃漬 30 分鐘。
3. 瀝乾水分後食用。

---

**訣竅**：這道醃菜最長可存放冰箱 24 小時。請注意，其用以強化腸道菌叢的方式與第 195 頁的德式酸菜有別，因此為了達到這項效益，蔬菜需要發酵久一點。

# 香烤菊苣佐芥末核桃

290 卡／2 人份（或 4 人份的配菜）

這道菜既有烤菊苣的焦香帶苦，也有芥末的濃嗆和核桃的爽脆，結合了質地與風味，令人垂涎三尺。菊苣富含益生質之一的菊糖（inulin，又稱為菊苣纖維），你的腸道菌叢會愛上它的。

## • 材料

4 顆中型的菊苣根（如果可以，使用紅菊苣），縱向對切

2 大匙橄欖油

2 茶匙顆粒芥末醬

30 公克核桃，略切

30 公克帕馬森乳酪粉

## • 作法

1. 預熱烤箱到攝氏 190 度／風扇烤箱攝氏 170 度／瓦斯烤箱刻度 5。取 1 個可入烤箱的中型盤子，放上菊苣根，切口朝上。
2. 取 1 小碗，混合芥末醬、橄欖油後，塗抹在菊苣根上。
3. 用鋁箔紙覆蓋烤盤，烘烤 15-20 分鐘。
4. 取出盤子，撒上核桃、帕馬森乳酪粉和大量的黑胡椒粉。
5. 再烤 10 分鐘，或直至菊苣的周圍轉呈褐色。

---

**如何更豐盛**：取 2 個餐盤，各別放上一大把嫩菠菜，再擺上烘烤後的菊苣根，以軟化菜葉，或者先用不沾煎鍋乾煸菠菜數分鐘。

**非斷食日**：添加滿滿 2-3 大匙煮熟的糙米或藜麥，或把菊苣當成沙朗牛排佐牛肝蕈菇（詳第 180 頁）、香烤胡椒鱈魚排佐堅果青花菜（詳第 185 頁）等其他料理的配菜。

# 濃稠白花椰白豆泥

160 卡／4 人份

以這道美味的豆泥替代含澱粉的馬鈴薯再好也不過了。這不但會讓你飽得較久，也比較不會招致血糖飆升——以上正是減重的兩大要素。

**• 材料**

1 小顆白花椰，切成小朵的花球

½ 罐 400 公克白豆（haricot beans，又稱海軍豆、波士頓豆），瀝乾，保留罐頭水 2 大匙

50 公克巧達乳酪

2 大匙橄欖油

**• 作法**

1. 蒸煮白豆及白花椰 10-12 分鐘，或直至白花椰軟化。
2. 把蒸好的白豆、白花椰放進食物調理機，並加入剩餘的食材快速攪打，直至均勻滑順，必要時，加入 1-2 大匙的罐頭水，以軟化豆泥的質地。最後，用鹽、黑胡椒充分調味。

# 白球甘藍紫洋蔥德式酸菜兩吃

手工發酵快速、容易、便宜又有趣，你的腸道菌叢會愛上它的！以下提供兩種製作泡（酸）菜的方法，不但使泡（酸）菜帶了點鮮脆的口感，亦具備甜、鹹、嗆等多層次的好滋味。它們幾乎和任何一種開胃菜都很搭。

## 印度葛縷籽德式酸菜

180 卡（整份料理）

這是一道經典的德式酸菜，不但風味濃郁，增加的熱量也極低。我們喜歡放入少許的印度葛縷籽，但也樂於嘗試孜然之類的其他種籽，以及烤過的香菜或芥末。一如其他醃菜，以此入菜可增添風味。

### • 材料

½ 顆中型白球甘藍，縱切成四等分，剔除硬梗心，其餘切細絲

1½ 顆紫洋蔥，切半、切絲

½ 大匙猶太鹽（kosher salt）或海鹽

1 茶匙印度葛縷籽

2 只乾淨、附密封蓋的果醬瓶，每只容量 250 毫升

### • 作法

1. 第一步是混合白球甘藍、洋蔥和印度葛縷籽。先取 1 大碗，在一層層的菜絲之間撒上鹽巴，之後一併抓醃，靜置 1-2 小時入味。
2. 把混合後的醃菜、醃汁舀入瓶子。
3. 在瓶內堆好醃菜、壓實，並距離瓶口 1.5-2 公分。醃汁若不足以蓋過醃菜，便可加入幾茶匙的過濾水或鹽水（1 茶匙的海鹽溶於 200 毫升的過濾水即成）。
4. 你可利用石塊或陶瓷片加壓，確保菜絲沒入醃汁，並把密封後的瓶子放在盤子上，以盛接流溢的水分。置於室溫，避免陽光直射。頭幾天，天天開瓶，壓實內容物，以排出酸菜所生成的氣泡，之後的 1-2 週（通常大約 1 週就行了）則每隔幾天再重覆這道程序，直到酸菜發酵至你喜好的程度。
5. 把瓶子放入冰箱貯存 2-3 個月。

# 淡味韓式泡菜

220 卡（整份料理）

別名亞洲酸菜，這道辛辣、味道強烈且深具異國風味的發酵蔬菜正是韓式料理的核心。以下是比較清淡的版本。

**• 材料**

½ 顆中型白球甘藍，縱切成四等份，剔除硬梗心，其餘切成 1.5-2 公分的帶狀。

1½ 顆紫洋蔥，對切、切絲

½ 大匙海鹽或猶太鹽

2 茶匙蒜末

1 茶匙薑末

1 茶匙糖

1 大匙魚露或醬油

2-4 茶匙乾辣椒碎，依個人喜好

1 茶匙甜味紅椒粉

2 只乾淨、附密封蓋的果醬瓶，每只容量 250 毫升

**• 作法**

1. 第一步是混合白球甘藍、洋蔥。先取 1 個大碗，在一層層的菜絲之間撒上鹽巴，之後一併抓醃，靜置 2 小時入味。
2. 放入薑、蒜攪拌，並混合均勻。
3. 重覆德式酸菜食譜的步驟 2 至 5，然後再多做下面這個步驟。
4. 3-4 天後，放入剩餘的食材，輕輕拌勻（甘藍菜如果加入香料，發酵得比較不好，因此這些材料要晚點再加入）。

**訣竅：**和歐姆蛋或冷盤肉一同享用，亦可分撒在魚肉、沙拉、燉菜或湯品上。

# 至於那一丁點的「加菜」……

很多道食譜都有建議如何調整斷食日的菜色，或者如何使菜色變得更豐盛。在此，我們進一步建議如何增加蛋白質的含量，或者讓餐點變得更飽足。

- 1 大匙煎好的碎培根（約 7 公克，23 卡）
- 1 大匙西班牙辣香腸（10 公克，29 卡）
- 40 公克蘑菇，用 1 茶匙的橄欖油香煎 4-5 分鐘（63 卡）
- 1 大匙乳酪粉（約 10 公克，41 卡）
- 30 公克哈羅米乳酪，切片，用 1 茶匙的橄欖油略煎（145 卡）
- 45 公克罐裝油漬鮪魚（85 卡）
- 一把堅果（核桃、杏仁、榛果各 10 公克，195 卡）
- 75 公克煮熟的雞胸肉（115 卡）
- 75 公克解凍的冷凍蝦仁（59 卡）
- 100 公克豆腐（73 卡）
- 2 茶匙芝麻（約 10 公克，60 卡）
- 1 大匙全脂希臘優格——多出來的熱量很值得！（40 公克，37 卡）
- 30 公克巧達乳酪（片狀，呈火柴盒大小，124 卡）
- 2 人份的酥脆洋蔥圈：取 1 小顆洋蔥，切成洋蔥圈；另取 1 口鍋，加熱 1 大匙橄欖油後，小火炒洋蔥圈，且頻頻翻動，直至轉呈金黃、略帶酥脆（每份 60 卡）。
- 2 人份的印度拉塔醬（Raita）：取 1 個小碗，混合 4 大匙全脂希臘優格、¼ 條磨成碎末的小黃瓜，以及一撮孜然粉（每份 97 卡）。
- 2 人份的橄欖油蘋果醋沙拉醬：快速攪打 2 大匙特級初榨橄欖油、1 大匙純釀蘋果醋、些許的鹽和現磨的黑胡椒粉（每份 100 卡）。打好的醬料不僅可用於沙拉，也可為葉菜、青花菜增色。

- 橄欖油數滴。可以的話，請使用高品質的特級初榨橄欖油，而且別費心拿起老舊的小茶匙計算熱量。油脂會讓食物更加美味，你的身體也需要它才能攝取維生素、獲得能量。切記，油脂不會讓你發胖！

## 全穀物與乾豆類

雖然糙米、扁豆之類的全穀物與豆類屬於中高熱量的食物，但它們同時也是複合碳水化合物，含有能餵養腸道菌叢的纖維質，並促使體內生成減少發炎、降低血糖與改善健康的物質。我們建議煮熟大批的穀類和乾豆類，再一份一份冷凍保存。取來半個高湯塊，弄碎後加入一併烹煮，更添風味。

對素食者來說，乾豆類也是非常好的蛋白質來源。在斷食日，你可加入滿滿2大匙，在非斷食日，則是最多加入滿滿3大匙。

- 煮熟的糙米（每15公克大匙21卡）
- 煮熟的藜麥（每15公克大匙18卡）
- 煮熟的布格麥（每15公克大匙13卡）
- 煮熟的普伊扁豆（每15公克大匙18卡）
- 煮熟的珍珠麥（每15公克大匙19卡）

# 偶拾小點

斷食日並不代表著完全剝奪你進食的權利，因此，我們納入了幾種（適量且）最好在餐後立即享用的點心，因為它們在此時比較不會引發血糖飆升，也比較不可能貯存為脂肪。隔餐之間吃進這些點心將會導致血糖升高，轉而增加胰島素的分泌，並抑止體內燃燒脂肪。

## 燉煮甜薑酸大黃

40 卡／ 4 人份

多汁，帶著宜人的酸、甜薑的嗆，無疑充滿著維他命 C 和維他命 K。

**• 材料**

400 公克大黃，修剪，切成 1-2 公分的細丁
½ 顆柳橙榨汁
3 球蜜漬糖薑，瀝乾，切丁

**• 作法**

1. 取 1 個小煎鍋，放入所有食材，煮滾後加蓋，以文火煨煮 2-3 分鐘、軟化大黃。
2. 佐 1 大匙全脂希臘優格（增加 37 卡）或椰子優格等非乳製的優格一併食用，然後不管是吃熱的、冰的，或是溫的，都很美味。

---

**訣竅**：倘若你或你的家人就像麥可一樣，對蜜漬糖薑上癮，那麼最好把它放在冰箱的最裡面，別讓他們看到！倘若適逢大黃的時節，可在冷凍庫放滿切成丁的生大黃，因為大黃很好保存，可以久放。

**如何更豐盛**：添加一小把堅果（約 15 公克，100 卡）。

# 香蕉蔓越莓午餐棒

每條 195 卡／ 12 條

最適合帶去上班、當作午餐，或在快遲到時偶爾代替早餐、抓了就走。

**• 材料**

50 公克軟椰棗
2 根未熟的香蕉
75 公克融化的椰子油
100 公克傳統燕麥
100 公克杏仁粉
50 公克蔓越莓乾
30 公克美洲山核桃，壓碎

**• 作法**

1. 預熱烤箱到攝氏 200 度／風扇烤箱攝氏 180 度／瓦斯烤箱刻度 6。取來 20 平方公分的烤皿，上油、平鋪烘焙紙。
2. 取 1 小煎鍋，加水 100 毫升，文火烹煮椰棗約莫 10 分鐘，或者直至椰棗軟化、水分多已蒸發。
3. 在步驟 2 加入香蕉，使用手持式電動調理棒迅速攪打，或將食材一併放入食物調理機快速混合，直至略呈滑順的香蕉糊，便倒入碗裡，加入融化的椰子油攪拌，再放入燕麥、杏仁、蔓越莓與山核桃和勻。
4. 把和勻後的食材倒入備好的烤皿，再用湯匙的背勺把食材壓入各個角落，並抹平表面。
5. 烘烤 20-22 分鐘，或直至表面略呈金黃。出爐後，趁熱將其切成條狀，靜置冷卻 10 分鐘，再從烤皿取出並裝入密封罐貯存最多 5 天，或者放入冰凍庫。

---

**訣竅**：這道食譜使用任何一種果乾都很合適。你也可把杏仁粉換成碎榛果或碎核桃。

# 芒果奇亞籽米布丁

149 卡／ 4 人份

這道料理既是療癒系食物，也很健康，同時藉此用掉剩下的糙米也很棒。

**• 材料**

3 大匙熟糙米
1 茶匙香草精
3 小粒豆蔻籽
400 毫升罐裝椰漿
½ 大匙楓漿（自由選擇）
1 大匙奇亞籽
1 顆熟芒果，去皮、切細丁

**• 作法**

1. 取 1 小長柄燉鍋，開小火，除了芒果以外，放入所有的食材。
2. 加熱混合後的食材至微滾，再以文火煨煮 18-20 分鐘，或直至鍋內變得濃稠。時時攪拌，若有必要，加點水稀釋。
3. 加入大部分的芒果後攪拌一下，同時留下一些，待之後撒上表面。溫溫的吃，或者冰過後再吃也很棒。

---

**訣竅**：使用紫米或紅米也很美味，但須多煮 5-10 分鐘。

**非斷食日**：撒上一把烤過的碎核桃、碎杏仁或碎榛果，一起享用。

# 脆辣開心果巧克力薄片

75 卡／6 至 8 人份

這道巧克力點心的辣勁驚人，你最好餐後再吃，或者撒在草莓或覆盆子上一併享用。

**• 材料**

75 公克黑巧克力（至少 70% 的固態可可），切碎

2 大匙烤過的開心果，切碎

一撮辣椒粉

**• 作法**

1. 取 1 烤盤，鋪上 20-30 公分的烘焙紙或者非聚氯乙烯（non-PVC）材質的保鮮膜；使用矽膠烘焙墊也行。
2. 先取 1 碗，放入巧克力；另取 1 煎鍋，盛水煮沸後，放入碗，改以文火隔水加熱，融化巧克力，且時時攪拌。使用微波爐也行：按下強火，每 30 秒左右就停止、攪拌，持續約莫 2 分鐘。
3. 加入辣椒粉攪拌，再把巧克力倒上烘焙紙。傾斜烤盤，如此盤面才會均勻地形成一大張 1-2 公釐的巧克力薄片，亦可善用刮鏟抹平表面。
4. 在巧克力表面撒上開心果碎，靜置放涼，最好放入冰箱。
5. 一旦完全凝固，再扳成一塊塊的小薄片。

# 保持水分充足

這些飲料沒什麼熱量，而且無論如何，咱們面對事實吧，你不可能什麼熱量都算進去……。

保持水分充足對於維持活力、協助緩解飢餓感的折磨來說，都是不可或缺的。這聽起來或許很怪，但人們常會混淆「輕微口渴」與「飢餓」。一旦你覺得口渴，你其實已經輕微脫水了，因此，搶得先機十分重要。

多數人在只吃八百卡的日子裡需要額外攝取〇．五至一公升的水分，因為他們這時不僅錯過了通常在進食時所會攝取到的流質，也在燃脂的過程中流失了水分，而且天候炎熱或劇烈運動後更是如此。

在你努力撐到下一餐的時間裡，下列的飲品會讓你有興趣啜飲一番。

## 調味水或氣泡水

在水中加入切成極薄的小黃瓜片、薄荷、切成四等份的草莓、檸檬、萊姆，或者隨意組合以上材料。把調味水放入冰箱，讓它浸泡得越久，風味也就越濃郁。

## 香（花）草／水果茶——冷熱皆宜

1 人份

**綠茶：**只要取 1 個馬克杯，放入茶包，倒入一些熱水即可。可以擠點檸檬汁增添風味。

**生薑薑黃茶**：取 1 馬克杯，放入茶包、0.5 公分的生薑薄片和 1 公分的薑黃薄片（不用去皮）。為了增添風味，你也可嘗試滴入 2 滴香草精。倒入滾水，至少沏泡 5 分鐘。這種茶最好在餐後飲用，因為油膩的食物會大幅增加薑黃素的吸收，亦即薑黃中有助於對抗發炎、促進免疫的有效成分。

**薄荷檸檬茶**：取 1 馬克杯，放入一把新鮮的薄荷葉（或薄荷茶包），並擠入大量的檸檬汁。倒入一些滾水，至少沏泡 5 分鐘。

**熱沏新鮮香草茶**：取 1 馬克杯，加入一小把新鮮的香草，如百里香、羅勒、迷迭香、鼠尾草或奧勒岡，抑或使用乾燥的香草茶。倒入一些滾水，至少沏泡 5 分鐘。嘗試各種組合，以調配出對你來說最完美的風味。

**香（花）草茶**：在櫥櫃中收藏若干種花草茶，如薄荷茶、薄荷茶、洋甘菊茶、南非國寶茶、茉莉花茶，或其他野生、美味的花草茶，以激發你的味蕾。

# 800 卡斷食的菜單規劃

這些建議的菜單加總起來，一天約莫就是八百卡。別太過沉迷於確切的熱量有多少，因為我們實際上吸收了多少熱量不但因人而異，還取決於我們所攝取的食物品質。無論你正在實行「天天 800 卡」或「新 5:2 輕斷食」，請利用膳食規畫表選定菜單，並且任意更動餐點，在午餐或晚餐吃進主食。倘有需要，食譜上皆有熱量標示。

**第一週：一天三餐的膳食規畫表**

| | 早餐 | 中餐 | 晚餐 |
|---|---|---|---|
| **第 1 天** | 簡易培根雞蛋杯子蛋糕（第 149 頁） | 速成鷹嘴豆泥（第 155 頁） | 椰香雞肉扁豆咖哩（第 183 頁） |
| **第 2 天** | 快手酪梨蛋（第 152 頁） | 火腿片或哈羅米乳酪佐紫甘藍涼拌沙拉（第 161 頁） | 科爾瑪鮮蝦咖哩佐椰香白花椰菜米（第 187 頁） |
| **第 3 天** | 濃稠葉菜飲（第 154 頁） | 黑麥菠菜雞蛋堡（第 159 頁） | 沙朗牛排佐牛肝蕈菇（第 180 頁） |
| **第 4 天** | 開心果奇亞籽燕麥粥（第 151 頁） | 彩椒鑲烤沙丁魚盅（第 170 頁） | 羅根喬什全素紅咖哩（第 188 頁） |
| **第 5 天** | 水煮蛋佐辣味蘆筍（第 148 頁） | 根莖蔬菜薑黃湯（第 166 頁） | 西班牙辣香腸燉紫茄（第 178 頁） |
| **第 6 天** | 辣味薑黃蘑菇歐姆蛋（第 160 頁） | 快易豌豆菠菜湯（第 165 頁） | 低醣快炒胡椒雞（第 181 頁） |
| **第 7 天** | 烤鮭魚拼韭菜蛋（第 150 頁） | 即食綠葉蘑菇味噌湯（第 164 頁） | 香腸蘑菇佐嫩葉芥藍（第 182 頁） |

## 第二週：一天三餐的膳食規畫表

| | 早餐 | 中餐 | 晚餐 |
|---|---|---|---|
| 第 8 天 | 調味芒果昔（第 154 頁） | 荷蘭豆肉燥炒麵（第 163 頁） | 泰式香料清蒸黑線鱈魚排（第 186 頁） |
| 第 9 天 | 開心果奇亞籽燕麥粥（第 151 頁） | 菲達乳酪黑橄欖醬（第 156 頁） | 中式快炒鮭魚（第 177 頁） |
| 第 10 天 | 水煮蛋佐辣味蘆筍棒（第 148 頁） | 紅扁豆椰香濃湯（第 167 頁） | 科爾瑪鮮蝦咖哩佐椰香白花椰菜米（第 187 頁） |
| 第 11 天 | 辣味薑黃蘑菇歐姆蛋（第 160 頁） | 松子青醬義大利麵沙拉罐（第 175 頁） | 菲達乳酪黑橄欖醬（第 156 頁） |
| 第 12 天 | 烤鮭魚拼韭菜蛋（第 150 頁） | 脆口櫛瓜開胃三吃（第 157 頁） | 蒜蝦櫛瓜拌義大利麵（第 169 頁） |
| 第 13 天 | 番茄羅勒歐姆蛋（第 153 頁） | 香烤菊苣佐芥末核桃（第 193 頁） | 鯖魚甜菜根紫洋蔥沙拉（第 173 頁） |
| 第 14 天 | 快手酪梨蛋（第 152 頁） | 味噌「紫茄排」拼烤蘿蔔腰果（第 172 頁） | 檸檬百里香烤雞串（第 162 頁） |

## 第一週：一天兩餐的膳食規畫表

| | 早餐 | 中餐 | 晚餐 |
|---|---|---|---|
| 第 1 天 | 酪梨泥黑麥麵包（第158頁） | — | 香腸蘑菇佐嫩葉芥藍（第182頁） |
| 第 2 天 | — | 萊姆香辣鮪魚佐白腰豆芒果丁（第184頁） | 科爾瑪鮮蝦咖哩佐椰香白花椰菜米（第187頁） |
| 第 3 天 | 烤鮭魚拼韭菜蛋（第150頁） | — | 低醣快炒胡椒雞（第181頁） |
| 第 4 天 | — | 扁豆石榴菲達乳酪沙拉（第174頁） | 義式巴薩米克醋嫩煎豬排佐蒜香白腰豆泥（第179頁） |
| 第 5 天 | 快手酪梨蛋與一條香蕉蔓越莓午餐棒（第152頁） | — | 西班牙辣香腸燉紫茄（第178頁） |
| 第 6 天 | — | 鯖魚甜菜根紫洋蔥沙拉（第173頁） | 香烤胡椒鱈魚排佐堅果青花菜（第185頁） |
| 第 7 天 | 開心果奇亞籽燕麥粥（第151頁） | — | 香烤薑黃白花椰佐扁豆泥（第189頁） |

## 第二週：一天兩餐的膳食規畫表

| | 早餐 | 中餐 | 晚餐 |
|---|---|---|---|
| **第 8 天** | — | 珍珠麥南瓜子沙拉（第 176 頁） | 香烤胡椒鱈魚排佐堅果青花菜（第 185 頁） |
| **第 9 天** | 開心果奇亞籽燕麥粥（第 151 頁） | — | 中式快炒鮭魚（第 177 頁） |
| **第 10 天** | — | 松子青醬義大利麵沙拉罐（第 175 頁） | 科爾瑪鮮蝦咖哩佐椰香白花椰菜米（第 187 頁） |
| **第 11 天** | 烤鮭魚拼韭菜蛋（第 150 頁） | — | 低醣快炒胡椒雞（第 181 頁） |
| **第 12 天** | — | 薄荷酪梨鷹嘴豆沙拉（第 171 頁） | 香腸蘑菇佐嫩葉芥藍（第 182 頁） |
| **第 13 天** | 開心果奇亞籽燕麥粥（第 151 頁） | — | 椰香雞肉扁豆咖哩（第 183 頁） |
| **第 14 天** | — | 簡易培根雞蛋杯子蛋糕與紅扁豆椰香濃湯（第 149 和 167 頁） | 荷蘭豆肉燥炒麵（第 163 頁） |

# 簡單談談各種「科學方法」

人們對於政府給的健康建議感到如此困惑的原因之一，就是它們似乎總是變個不停，一下說脂肪對我們有害，一下又說脂肪對我們有益。不久前，有人告訴我們說蛋的膽固醇很高，所以應該少吃；但現在又有人說，蛋富含優質蛋白質，所以一早吃顆蛋很棒。

為什麼會這樣？你又該如何判斷什麼才是真的？

一如其他的科學，營養科學會因應新的研究而有所變化，但是「證明」（proof）各有程度上的不同，其中有些「證明」的「證據」（evidence）要比其他的「證據」更加可靠。以下我將按照證據來源的強弱逐一列舉說明四種研究方法（一是弱，四是強，由弱到強敘述）。

## 1. 動物研究（證據薄弱）

像小鼠、大鼠這類的動物常被用來測試新的飲食法與新的觀念。在實驗中使用小型動物的成本很低，而且如果我們想試著了解「一種特別的食物或者化學物質可能會如何影響人體」，動物研究（animal studies）經常是一個好的開始。但動物研究也可能會誤導人們，同時也是導致許多報章媒體上的健康主張互相矛盾的原因之一。某樣東西對大鼠有益或有害，未必就表示對人類也一樣。

我記得我讀過一些關於「喝咖啡致癌」的主張。這種說法幾乎是完全依據動物研究而來。在那些動物研究中，研究人員餵大鼠吃我們在烘焙後的咖啡中所會發現到的某些化學物質，如丙烯醯胺（acrylamide），不過牠們所接受的劑量卻是龐大且不切實際的，遠遠超過我們喝咖啡會攝取的量。而世界衛生組織（World Health Organisation，簡稱 WHO）表示丙烯醯胺「可能致癌」。

難道你應該因此而放下手上的咖啡嗎？當然不。有多項人體研究指出，喝咖啡的好處很多；最近更有一項研究發現，定期喝咖啡的人罹患肝癌、前列腺癌、結腸直腸癌、第二型糖尿病、帕金森氏症與心臟病的風險都比較低。[41] 你喝的咖啡越多，效益就越大，但一天最多三至四杯即可。

烘焙後的咖啡可能含有微量的丙烯醯胺，但也含有其他一千多種天然化學物質，大多具備了抗氧化、抗發炎或抗癌的特性。只有一種人真的需要斟酌咖啡的攝取量，那就是孕婦，因為有些證據顯示，攝取大量的咖啡與胎兒偏小、早產甚至流產的風險有關。

我在本書中引用了不少動物研究，但可能的話，我也盡量透過人體研究加以佐證。

## 2. 政府規範（證據略顯薄弱）

政府規範（government guidelines）是一種薄弱程度僅次於動物研究的證據，因為它們常常不是已經過時，就是以不完整的科學為基礎。

當今有不少人都對花生過敏，這是一種嚴重，偶爾還會致命的狀況，而且有一部分就是因為數十年前政府出於善意而發布的健康建議所造成的。克蕾兒在懷我們大兒子時，有人告訴她要避開花生，也別在孩子年幼時餵食花生，因為孩子若沒接觸花生，將來也就不會過敏，這聽起來似乎挺合理的。

結果，當時的這種說法完全錯誤，正好印證了為何我們目前的說法恰恰相反。

最近十年所做的研究顯示，孕婦是否食用花生並不影響孩童會否過敏。

實際上，如今我們了解到餵食非常年幼的孩童（四個月大以後）含有花生的食物其實將會降低他們長大之後對花生過敏的風險。很諷刺的是，人們若有基因上的風險，比如說他們自己的父母對花生過敏，那麼在他們年幼時餵食花生就變得格外重要。

另一個政府基於善意而給的健康建議、結果卻引發嚴重後果的範例，就是關於低脂的訊息。自一九八〇年代初期以來，各國政府一直都在力倡低脂：吃進脂肪讓你發胖，而且一如在排水管倒入脂肪就會阻塞那樣，脂肪鐵定也會阻塞血管……這似乎顯而易見。

低脂的訊息一向都比「脂肪有害、醣類有益」還要複雜一點，但普羅大眾卻都這麼解讀，以致鮮乳、優格、蛋、多脂魚類與堅果之類的健康油脂全都遭到妖魔化，食品製造商遂在產品中伺機塞滿精製糖、澱粉食物，再標榜成「健康食品」出售，因為它們都「脫脂」、「無膽固醇」。

即便低脂訊息的科學依據相當薄弱、諸多的證據也正好相反，但政府依舊照本宣科，如是宣導。

## 3. 世代研究（又稱追蹤性研究、前瞻性研究，證據普遍有力）

如今，我們有不少關於「健康飲食」的認知都是根據這類研究而來的。所謂的世代研究（cohort studies），就是找來一群有共通點的人（比如說，大家都是醫療專業人士），要他們進行許多測試、填寫問卷，然後追蹤他們一段時間，以觀察日後的變化。

最有名的案例就是一九八六年所展開的醫療專業人士追蹤研究

（Health Professionals Follow-Up Study，簡稱 HPFS），其中包含了五萬一千五百二十九名牙醫、獸醫、藥劑師與整骨師，而且在這項研究一開始時，這些人都正值中年。[42]

這項研究的其中一項結果顯示，隨著年紀漸長，那些實行地中海飲食的人比較沒有記憶上的問題。

## 4. 隨機對照試驗（證據強而有力）

世代研究的缺點在於無法完全確認因果關係。舉例來說，假設你發現實行地中海飲食的人比較長壽，那麼，這純粹是飲食使然，還是因為這些人除了攝取這類的飲食，同時也較常運動、比較養生？研究人員試著納入這些其他要素，但仍無法確定他們真的是在比較兩種相似的事物。

這也就是為何一併進行隨機對照試驗（randomised controlled trials）如此的重要。所謂的隨機對照試驗，就是找來一群人，隨機分配他們進行甲療法或乙療法，然後追蹤他們一段時間，以觀察日後的變化。我在本書中經常論及這類的試驗。

# 進一步的評估與檢測

以下的檢測很實用，但不是非做不可。你或許能夠免費透過英國國民保健署進行全部或部分的檢測。

- **血壓**：高血壓會增加你罹患心臟病或中風的風險，但 800 卡斷食則會很快地使你血壓下降。最近，你若正在服用高血壓的藥物，那麼就得和醫師討論一下減低藥量，因為血壓降得太低是不行的。
- **糖化血色素（HbA1c）**：評估糖化血紅素（glycated haemoglobin），並讓你全面了解過去二至三個月以來你的平均血糖值如何。
- **肝功能檢測（Liver Function Test，簡稱 LFTs）**：肝功能檢測可以顯示出你是否有不健康的脂肪肝，因為肝酵素（liver enzymes）升高會造成肝臟發炎，而 800 卡斷食正是減少肝臟脂肪極為有效的方法。
- **血脂**：這項檢測深入分析了你膽固醇的全貌，包括高密度膽固醇、低密度膽固醇與三酸甘油脂，讓你知道自己有無中風或罹患心臟病的風險。透過施行 800 卡斷食，這部分常會有所改善。
- **尿素及電解質（U&Es）**：這會評估你血液中的鹽分，同時也是腎臟功能是否正常的指標。體重過重或患有糖尿病都可能導致重大的腎臟問題。
- **全血細胞計數（Full Blood Count，簡稱 FBC）**：這會顯示你的血球細胞數是否落在正常範圍內。

- **甲狀腺功能檢查（Thyroid Function Tests，簡稱 TFTs）：**甲狀腺是位於前頸，協助控制新陳代謝的腺體。倘若甲狀腺功能低下，你就會感到疲憊，而且容易發胖。你若覺得自己有甲狀腺功能低下，或許就該在展開節（斷）食計畫前，先去進行這項檢查，以防誘發新的問題。
- **量測胰島素值與胰島素阻抗指數：**書中我寫了許多高胰島素值和胰島素阻抗會引發的危機。這些並不屬於一般的檢測，但你可以自行安排受檢。
- **量測內臟（腹部）脂肪值：**除了量測你的腰圍，你也可以考慮進行 DEXA 掃描。所謂的 DEXA 掃描，就是透過雙能量 X 光吸光式測定儀（Dual Energy X-ray Absorptiometry）進行全身性、低劑量的 X 光掃描，藉此準確地量測脂肪、肌肉以及骨質密度。你若像我一樣，屬於「偷肥一族」（Thin on the Outside, Fat Inside，簡稱 TOFI），那麼這項掃描就會透露出你藏有多少內臟脂肪。你在實行 800 卡斷食的頭幾週，內臟脂肪應該會快速減少。

# 參考資料

1. www.nhs.uk/live-well/healthy-weight/top-diets-review/
2. Trends in U.S. Per Capita Consumption of Dairy Products, 1970-2012. USDA, 2014. www.ers.usda.gov/amber-waves/2014/june/trends-in-us-per-capita-consumption-of-dairy-products-1970-2012/. Gross L, Li Li et al. Increased consumption of refined car- bohydrates and the epidemic of type 2 diabetes in the United States: an ecologic assessment. Amer J Clin Nutr, 2004. https:// academic.oup.com/ajcn/article/79/5/774/4690186
3. New York Times– "Always Hungry? Here's Why"
4. Trends in U.S. Per Capita Consumption of Dairy Products, 1970-2012. USDA, 2014. www.ers.usda.gov/amber-waves/2014/june/trends-in-us-per-capita-consumption-of-dairy-products-1970-2012/
5. 'Which Foods May Be Addictive?' https://journals.plos.org/ plosone/article?id=10.1371/journal.pone.0117959
6. www.crsociety.org/index.html
7. Fabien Pifferi et al. Caloric restriction increases lifespan but affects brain integrity in grey mouse lemur primates. Commu- nications Biology, 2018 DOI: 10.1038/s42003-018-0024-8
8. Valter D. Longo et al. Prolonged Fasting Reduces IGF-1/ PKA to Promote Hematopoietic-Stem-Cell-Based Regenera- tion and Reverse Immunosuppression. Cell Stem Cell, 2014; 14 (6)
9. www.thetimes.co.uk/article/eat-less-live-longer-the-diet- that-holds-the-key-to-staying-young-2t662n633)
10. Carter S, Clifton PM and Keogh JB. Effect of Intermittent Compared With Continuous Energy Restricted Diet on Gly- cemic Control in Patients With Type 2 Diabetes. Diabetes Res Clin Pract., 2016. www.ncbi.nlm.nih.gov/pubmed/27833048
11. Harvie M, Wright C, et al. The effect of intermittent en- ergy and carbohydrate restriction v. daily energy restriction on weight loss and metabolic disease risk markers in over- weight women. Br. J Nutr., 2013. www.ncbi.nlm.nih.gov/pu- bmed/23591120
12. Harvie M, Sims AH et al. Intermittent energy restriction induces changes in breast gene expression and systemic me- tabolism. Breast Cancer Res., 2016. www.ncbi.nlm.nih.gov/pubmed/27233359
13. Antoni R, Johnston KL et al. Intermittent v. continuous energy restriction: differential effects on postprandial glucose and lipid metabolism following matched weight loss in over- weight/obese participants. Br J Nutr., 2018. www.ncbi.nlm. nih.gov/pubmed/29508693
14. Megumi Hatori, Christopher Vollmers et al. Time restrict- ed feeding without reducing caloric intake prevents metabolic diseases in mice fed a high fat diet. Cell Metab., 2012.

www. ncbi.nlm.nih.gov/pmc/articles/PMC3491655
15. Antoni R, Robertson TM et al. A pilot feasibility study ex- ploring the effects of a moderate time-restricted feeding inter- vention on energy intake, adiposity and metabolic physiology in free-living human subjects. www.cambridge.org/core/servic- es/aop-cambridge-core/content/view/S2048679018000137
16. Gabel K, Hoddy K et al. Effects of 8-hour time restrict- ed feeding on body weight and metabolic disease risk factors in obese adults: A pilot study. Nutr. Healthy Aging, 2018. https://www.ncbi.nlm.nih.gov/pmc/articles/PMC6004924/#!po=0.724638
17. Pierce JP, Faerber S et al. The Women's Healthy Eating and Living (WHEL), 2016.
18. Taylor R, Lean M. DiRECT (Diabetes Remission Clinical Trial), 2017. www.ncl.ac.uk/press/articles/archive/2017/12/ directstudy/
19. Rogelholm M, Larsen TM et al. PREVention of diabetes through lifestyle Intervention and population studies in Eu- rope and around the World. Nutrients, 2017. www.ncbi.nlm. nih.gov/pubmed/28632180
20. Jebb S, Astbury N et al. Doctor Referral of Overweight People to a Low-Energy Treatment (DROPLET) in primary care using total diet replacement products. bmjopen.bmj.com/content/7/8/e016709
21. Purcell K, Sumithran P et al. The effect of rate of weight loss on long-term weight management: a randomised con- trolled trial. Lancet Diabetes Endocrinol, 2014. www.ncbi.nlm.nih.gov/pubmed/25459211
22. Keys, A, Brozek, J, Henschel, A, Mickelsen, O, Taylor, H.L. The biology of human starvation (2 vols). Oxford, Eng- land: Univ. of Minnesota Press, 1950. http://psycnet.apa.org/record/1951-02195-000
23. Zauner C, Schneeweiss B et al. Resting energy expenditure in short-term starvation is increased as a result of an increase in serum norepinephrine. Am J Clin Nutr, 2000. www.ncbi.nlm. nih.gov/pubmed/10837292
24. Gomez-Arbelaez D, Crujeiras AB et al. Resting metabolic rate of obese patients under very low calorie ketogenic diet. Nutr Metab, 2018. /www.ncbi.nlm.nih.gov/pmc/articles/PMC5816424/
25. Taylor R, Lean M. DiRECT (Diabetes Remission Clinical Trial), 2017. https://www.ncl.ac.uk/press/articles/archive/2017/12/directstudy/
26. Schor J. Prevención con Dieta Mediterránea. Nat Med J, 2015. www.naturalmedicinejournal.com/journal/2015-02/ prevenci%C3%B3n-con-dieta-mediterr%C3%A1nea-co- hort-2-years-later
27. Lassale C, Batty GD et al. Healthy dietary indices and risk of depressive outcomes: a systematic review and meta-analysis of observational studies. Molecular Psychiatry, 2018. www.na- ture.com/articles/s41380-018-0237-8
28. Shai I, Schwarzfuchs D et al. Weight Loss with a Low- Carbohydrate, Mediterranean, or Low-Fat Diet. N Engl J Med, 2008. www.nejm.org/doi/full/10.1056/NEJMoa/0708681

29. Gepner Y, Shelef I et al. Effect of Distinct Lifestyle In- terventions on Mobilization of Fat Storage Pools: CENTRAL Magnetic Resonance Imaging Randomized Controlled Trial. Circulation, 2018.
30. Jakicic Jm, Davis KK et al. Effect of Wearable Technol- ogy Combined With a Lifestyle Intervention on Long-term Weight Loss. JAMA, 2016. www.ncbi.nlm.nih.gov/pubmed/27654602
31. Gillen JB, Martin BJ et al. Twelve Weeks of Sprint Interval Training Improves Indices of Cardiometabolic Health Similar to Traditional Endurance Training despite a Five-Fold Lower Exercise Volume and Time Commitment. PLoS One, 2016. www.ncbi.nlm.nih.gov/pubmed/27115137/
32. Khatib HK et al. The effects of partial sleep deprivation on energy balance. EJCN, 2016. www.nature.com/articles/ejcn 2016201
33. Jacka F, O'Neil A et al. A randomised controlled trial of dietary improvement for adults with major depression (the 'SMILES' trial) BMC Medicine, 2017. bmcmedicine.biomed- central.com/articles/10.1186/s12916-017-0791-y
34. Byrne NM, Sainsbury A et al. Minimising Adaptive Ther- mogenesis And Deactivating Obesity Rebound. Intern Jnl of Obesity, 2017. www.nature.com/articles/ijo2017206
35. Moro T, Tinsley G et al. Effects of eight weeks of time-re- stricted feeding (16/8) on basal metabolism, maximal strength, body composition, inflammation, and cardiovascular risk factors in resistance-trained males. Jnl of Translational Med, 2016. https://translational-medicine.biomedcentral.com/arti- cles/10.1186/s12967-016-1044-0
36. VanWormer J, Linde JA et al. Self-weighing Frequency is Associated with Weight Gain Prevention over Two Years among Working Adults. Int. J. Behav. Med., 2012. www.ncbi.nlm.nih.gov/pmc/articles/PMC3474347/
37. Poncela-Casasnovas J, Spring B et al. Social embeddedness in an online weight management programme is linked to great- er weight loss. J R Soc Interface, 2015. www.ncbi.nlm.nih.gov/ pubmed/25631561
38. Gorin A, Phelan S et al. Involving support partners in obesity treatment. J. Consult Clin Psychol, 2005. www.ncbi. nlm.nih.gov/pubmed/15796642
39. Carriere K, Khoury B et al. Mindfulness-based interven- tions for weight loss: a systematic review and meta-analysis. Obes Rev, 2018. www.ncbi.nlm.nih.gov/pubmed/29076610
40. Kaiser Permanente Study Finds Keeping a Food Diary Doubles Diet Weight Loss. Amer J Prev Med, 2008. https:// share.kaiserpermanente.org/article/kaiser-permanente-study- finds-keeping-a-food-diary-doubles-diet-weight-loss/
41. Poole R, Kennedy O et al. Coffee consumption and health: umbrella review of meta-analyses of multiple health outcomes. BMJ, 2017. www.bmj.com/content/359/bmj.j5024
42. Health Professionals Follow-up Study. https://sites.sph. harvard.edu/hpfs/

國家圖書館出版品預行編目 (CIP) 資料

800 大卡斷食 : 5:2 斷食進階版 , 一套能讓你快速減重、重返健康的斷食計畫 / 麥克 . 莫斯里 (Michael Mosley) 著 ; 侯嘉珏譯 . -- 二版 . -- 新北市 : 如果出版 : 大雁出版基地發行 , 2024.08

面； 公分

譯 自 : The fast 800 : how to combine rapid weight loss and intermittent fasting for long-term health.

ISBN 978-626-7498-12-5( 平裝 )

1.CST: 斷食療法 2.CST: 健康飲食 3.CST: 減重 4.CST: 食譜

411.94 113009193

# 800 大卡斷食：5:2 斷食進階版，一套能讓你快速減重、重返健康的斷食計畫

The Fast 800: How to combine rapid weight loss and intermittent fasting for long-term health

作　　者——麥克・莫斯里醫師（Dr. Michael Mosley）
譯　　者——侯嘉珏
封面設計——萬勝安
責任編輯——鄭襄憶、朱彥蓉
行銷業務——王綬晨、邱紹溢、劉文雅
行銷企劃——黃羿潔
副總編輯——張海靜
總 編 輯——王思迅
發 行 人——蘇拾平
出　　版——如果出版
發　　行——大雁出版基地
地　　址——231030 新北市新店區北新路三段 207-3 號 5 樓
電　　話——02-8913-1005
傳　　真——02-8913-1056
讀者服務信箱 E-mail——andbooks@andbooks.com.tw
劃撥帳號——19983379
戶　　名——大雁文化事業股份有限公司
出版日期——2024 年 8 月 二版
定　　價——460 元
I S B N——978-626-7498-12-5

All rights reserved.

有著作權・翻印必究
Copyright © Parenting Matters Ltd, 2019
All rights reserved.
Traditional Chinese translation copyright © 2021 by as if Publishing, A Division of AND Publishing Co. Ltd.

Author's Portrait Credit David Bostock

歡迎光臨大雁出版基地官網
www.andbooks.com.tw
訂閱電子報並填寫回函卡

如果